암을 억제하는
항암식품의 비밀 50

암을 억제하는

항암식품의 비밀 50

니시노 호요쿠 편저 | 최현숙 옮김

전나무숲

유대인의 격언 중에 "당신이 먹는 것이 곧 당신 자신이다 You are what you eat." 라는 말이 있다. 즉 인간은 무엇을 먹느냐에 따라 삶이 달라진다는 뜻으로, 음식을 선택하는 것이 얼마나 중요한가를 보여준다.

암은 '생활습관병'이다. '암에 걸리면 생활 태도를 돌이켜보고 반대로만 하라'고 말하는데, 결국 생활과 환경적 요소가 암과 연관이 있다는 것이다. 암을 치료하고 극복하는 과정은 생활 습관을 바꾸는 것에서 시작되며, 특히 식생활을 바꾸는 것은 암을 치료하고 관리하는 데 기본이 된다. 이는 다른 의미에서 평소의 식생활 습관을 암 억제 식품 위주로 바꾼다면 암은 얼마든지 예방할 수 있다는 말도 된다.

나는 현직 의사이기도 하지만, 직장암과 서로 사랑하고 있는 암 환자이기도 하다. 암에 걸렸을 때, 내가 선택한 길은 우선 수술을 받고 종양을 제거한 것이었다. 그 후 지리산에서 3년간 요양 생활을 했다. 산에서의 일과는 단순했다. 아침에 일어나 태극권으로 몸을 풀고 밥을 지어 먹은 후 지리산에 올랐다. 등산을 갔다오면 텃밭에서 채소를 가꾸고 태극권을 한 번 더 한 후 일찍 잠자리에 들었다. 음식은 무공해 자연식으로, 현미밥에 산나물과 텃밭에서 가꾼 채소를 주로 먹었다. 육류가 먹고 싶으면 직접 바닷가로 나가 신선한 생선을 사다 먹었다.

하지만 3년간의 요양 생활 중 특별히 무엇을 하고, 무엇을 먹었기 때문에 암이 재발되지 않았다고는 생각하지 않는다. 공해에 찌들고 경쟁에 치이고 시간에 쫓기며 정신 없이 살아온 생활을 접고 모든 걸 비운 게 중요했다. 암을 계기로 라이프 스타일을 바꾼 셈이다.

식생활의 변화에 따른 기호 식품과 가공식품의 보급이 늘어나면서 우리 몸은 암에 쉽게 노출되고 있다. 하지만 조금만 눈을 돌려 작은 수고를 아끼지 않는다면 일상 속에서 쉽게 접할 수 있는 식품들이 암으로부터 우리를 지켜줄 것이라는 게 이 책이 전하는 핵심 메시지다.

즉, 암을 이기는 데 특별한 식품이 있는 것이 아니라 우리가 생활하면서 흔히 볼 수 있는 식품 속에 암을 억제하는 성분이 있다는 것을 일깨워줌으로써, 암의 예방은 물론 치료에도 쉽게 접근할 수 있는 길을 열어준다. 또 우리가 잘 몰랐던 일상의 암 억제 식품을 소재로 하여 그 효능과 효과를 밝혀내고, 이들 식품을 섭취할 수 있는 요리법까지 소개하는 친절함이 이 책을 더욱 돋보이게 한다. 특히 각각의 연구 결과에 대해 연구자의 이름을 밝혀 연구 성과에 대한 신뢰를 주고 있는 점도 이 책이 가지는 장점이라 하겠다.

건강한 삶을 위해 생활 속에서 실천할 수 있는 가이드라인을 제시한 연구자들에게 박수를 보내며, 꼭 암 환자가 아니더라도 가족과 자신의 건강을 위해 일독할 것을 권한다. 모쪼록 이 한 권의 책이 우리 모두에게 건강에 대한 새로운 이정표를 제시하고, 잘못된 식생활 습관으로 인해 병을 얻은 환자들에게 바른 습관의 중요성을 일깨우는 계기가 되기를 바란다.

김선규(가정의학과 전문의, 한국암환자협회 회장)

옮긴이의 글

현대인의 잠재적인 두려움 가운데 하나는 '암'이라는 질병에 대한 것이다. 그런데 정말 아이러니한 것은 자신이 실제로 암에 걸렸다는 진단을 받기 전까지는 대부분 남의 일이라고 생각한다. 암은 오랜 시간을 두고 서서히 진행되면서 별다른 자각증세가 나타나지 않는 경우가 많기 때문에, 손가락을 베는 것처럼 그 즉시 경보장치가 발동되지는 않는다. 더욱이 암 보험 하나쯤 들지 않은 사람이 없고 보면, 자신의 두려움을 보험에 전가시킴으로써 더욱더 내 일이 아닌 것처럼 생각하려는 경향을 보인다.

그렇지만 분명한 것은 암에 대한 두려움, 또는 암 자체를 극복하기 위해서는 스스로의 몸이 대항할 능력을 갖출 수 있도록 평소에 적극적인 자세를 가져야 한다. 암도 하나의 질병이기 때문에 애초에 걸리지 않게 하거나, 걸렸더라도 이겨낼 방법이 있다. 이미 치유될 수 없는 단계에 이르러 신비의 묘약을 찾아다닐 것이 아니라, 지금부터 올바른 습관을 갖는 것이 중요하다. 그 습관 중에서도 가장 중요한 것은 바로 음식에 대한 것이다. 우리 몸이 활동에 필요한 에너지를 얻는 방법은 우리가 매일 섭취하는 음식을 통해서다. 그러므로 어떤 음식을 먹느냐가 어떤 사람을 만드느냐에 직결된다. 그런 관점에서 본다면 건강한 세포가 좋아할 만한 에너지를 섭취하고 암세포가 좋아할 만한 에너지는 멀리 하는 것이 기본이 될 것이다.

그런 의미에서 이 책을 우리나라에 소개하면서 상당한 보람과 자부심을 느낀다. 연구자들은 우리가 일상적으로 먹고 있는 주식과 부식들을 대상으로 어떤 성분이 항암작용을 하는지 연구했다. 이 책에는 채소류를 비롯하여 콩·곡류, 과일류, 버섯류, 해

산물, 조미료·향신료, 차, 음료 등 크게 여덟 가지로 분류해서 각 연구자들의 실험 과정과 결론을 자세히 제시해놓았다. 그리고 각각 식품마다 어떻게 먹는 것이 항암 성분을 제대로 살리면서 먹는 방법인지에 대해서 알려주고 있다. 그중에는 익히 알려진 사실을 재확인한 것도 있고, 새롭게 밝혀진 내용도 있다.

또 어떤 식품에 대해서는 연구자마다 어느 정도씩 다른 견해를 갖고 있는 경우도 있다. 이 책은 전체적으로 어떤 사람이나 기관이 주도하여 실험을 하고 결론을 내린 것이 아니라, 암과 관련한 식품 연구의 자료를 모은 것이라는 점을 감안해주길 바란다. 또 암은 아직 완전히 정복되지 않은 분야로서 연구가 진행되고 있는 질병인데, 사람에 따라서도 영향을 주는 식품이 다를 수 있는 만큼 흔히 접하는 식품들이 갖고 있는 다양한 항암 성분에 대한 정보를 얻는다는 데 큰 의미를 두고자 한다.

우리말로 옮기는 과정에서 너무나 자세하게 기술된 실험 과정은 생략했다. 그렇지만 원서에 나와 있는 실험 소재나 결과, 데이터에 대해서는 그대로 제시했다. 간혹 우리에게 낯선 식품이 등장하거나 어려운 용어에 대해서는 알아보기 쉽게 몇 가지 풀이를 보탰다.

모쪼록 이 책이 많은 사람들의 건강을 지켜주는 데 도움이 되기를 바란다.

최현숙 (번역가)

이 책의 초판이 출간된 지도 벌써 8년이 지났다. 그동안에도 식품의 암 억제 효과를 밝히려는 연구가 계속 진행되어 새로운 보고들이 속속 쏟아져 나왔다. 이 책은 그런 최신의 연구 성과 중에서도 일상생활에 활용할 수 있는 식품과 관련된 정보를, 각 분야의 최전선에서 활약하고 계신 연구자들로부터 도움을 받아 취재한 결과물이다. 아울러 전작에 대한 재평가도 겸하여 이해하기 쉽게 새롭게 정리해놓았다.

암에 도전하는 인간의 투쟁은 당분간 여전히 힘겨울 것 같다. 그렇지만 평소에 쉽게 실천할 수 있는 아주 효과적인 방어 수단이 있다. 그것은 바로 식생활을 조정해 나가는 것이다. 그 방법의 하나로 이 책에 소개해놓은 암 억제 식품을 가능한 한 다양하게 섭취한다면 많은 도움을 받을 수 있으리라고 생각된다.

이때 한 가지 주의할 점은 기호 식품만 섭취하는 편중된 식생활 패턴이다. 나쁜 식습관은 애써서 얻은 식품의 항암 정보를 효과적으로 이용할 수 없을 뿐더러, 자칫하면 마이너스 작용으로 오히려 우리 몸에 해를 끼칠 수도 있다.

가능한 한 많은 식품을 각 항목별로 소개하면서 조리법도 제시하였으니, 모쪼록 참고하여 식생활 개선에 활용해 나갔으면 한다.

니시노 호요쿠(교토부립의과대학 교수)

암 억제 식품 다이제스트

	식품	주요 영양소	항암 성분	주요 적용 암	체크 사항
1	호박	카로틴, 비타민C, 비타민E	알파카로틴	폐암, 간암, 피부암	기름을 사용해 조리하면 흡수율이 높다.
	당근	알파카로틴, 베타카로틴	베타카로틴		
2	토마토	리코핀	해당 성분과 비타민E를 첨가한 복합카로티노이드	간암	토마토가 붉을수록 리코핀의 함유율이 높다.
	오렌지	베타크립토키산틴			
	당근	알파카로틴, 베타카로틴			
3	시금치	카로틴, 칼슘, 엽산, 비타민C	카로티노이드, 루테인, 베타카로틴, 비타민C	피부암, 대장암, 혈액암, 폐암, 유방암, 간암,	단시간에 재빨리 요리하는 것이 포인트
4	신선초	단백질, 지방질, 식이섬유	칼콘, 트리테르페노이드	폐암, 피부암, 대장암	신선초의 노란 즙이 암 억제 성분을 지니고 있다.
5	감자	단백질, 지방질, 식이섬유, 칼륨, 비타민C	스테로이드 알칼로이드 배당체(알파카코닌), 비타민C		날것으로 껍질째 갈아 즙으로 마시면 흡수율이 높다.
6	붉은 피망	카로틴, 비타민C, 비타민E	캡산틴(붉은색 카로틴)	피부암	기름으로 조리하면 캡산틴의 흡수율이 높아진다.
7	채소	양성화 식품군(발암률이 높음) 불고기, 생선구이, 젓갈, 콩자반, 유부, 기름에 지진 것, 산채절임, 양파볶음			
		음성화 식품군(발암률이 낮음) 생채소, 생서양채소, 감자, 당근조림, 우유, 두부, 곤약, 과자류			
8	그린아스파라거스	단백질, 지방질, 식이섬유	녹황색 채소		유효 성분을 살리기 위해서는 말리거나 기름에 튀겨 섭취한다.
9	가지	단백질, 지방질, 식이섬유	고분자 단백질, 고분자 당단백질		가열을 해도 유효 성분은 그대로 남는다.
10	마늘		함유 화합물(디아릴펜타설파이드, 아호엔, 아리키신)	피부암	다지거나 익혀서 먹으면 항암 성분인 알리신이 생성된다.
	양파		플라보노이드(쿼르세틴)		지용성으로서 기름에 조리하면 흡수율이 높아진다.
	락교		플라보노이드류, 스테로이드류		매운 향이 항암 성분을 지니고 있다.
11	야채수프	비타민C, E, K, 카로틴, 엽산 등	폴리페놀, 카테킨, 플라보노이드 등		건더기와 함께 국물도 반드시 섭취한다.
12	고구마	단백질, 지방질, 식이섬유	강글리오시드	장암, 위암, 유방암, 자궁암	고구마의 식이섬유가 유해한 물질을 배설시킨다.
13	야채 즙		종양괴사인자(TNF)		오이나 당근에는 비타민C 파괴 효소가 들어있어 다른 채소와 함께 갈지 않는 것이 좋다.
14	마늘	칼륨, 비타민B$_1$, 비타민B$_6$	S-아릴시스테인 아릴설파이드	대장암, 간암, 위암	혈소판의 응집을 방해하므로 출혈성 질환이 있는 사람은 섭취를 자제한다.
15	고추냉이		6-MSHI		고추냉이는 브로콜리보다 암 억제 성분인 설포라판이 20배나 많다.
	브로콜리		퀴논 리덕타제(설포라판)		브로콜리는 살짝 데쳐서 먹는 것이 좋다.

암 억제 식품 다이제스트 **9**

	식품	주요 영양소	항암 성분	주요 적용 암	체크 사항
	무		이소티오시아네이트		매운 향이 암 억제 성분을 지니며, 날것으로 조리해 먹으면 좋다.
16	콩	칼륨, 비타민E, 다가불포화지방산	이소플라본		콩의 배축(어린 싹줄기)이 암 억제 성분을 다량 함유하고 있다.
17	메밀	단백질, 비타민B_1, 비타민B_2	폴리페놀	간암, 폐암	메밀에 함유된 루틴은 수용성이므로 삶은 국물까지 먹는 것이 좋다.
18	감귤류	비타민C	베타크립토키산틴 오라프텐, 노빌레틴	피부암, 대장암	껍질과 함께 과즙 음료로 마시는 것이 좋다.
19	바나나	단백질, 지방질, 식이섬유	종양괴사인자(TNF)		완전히 숙성하여 껍질에 검은 반점이 있는 바나나가 면역력을 높인다.
20	사과	단백질, 지방질, 식이섬유	애플펙틴	대장암	하루 한 개의 사과로 발암을 억제한다.
21	레몬	칼륨, 비타민C	비타민C		고기의 탄 부분에 레몬즙을 뿌리면 발암 성분이 줄어든다.
22	파파야	비타민C, 카로틴	이소티오시아네이트	폐암, 간암, 위암, 대장암	익지 않아 푸른빛을 띠는 파파야를 볶음요리로 먹으면 좋다.
23	베리류	비타민C, 비타민E, 엽산	안토시아닌 (폴리페놀의 일종)	백혈병, 대장암	안토시아닌은 가열하면 절반으로 줄어든다.
24	팽이버섯	칼륨, 인, 나이아신	단백 다당체	직장암, 피부암	된장국이나 전골요리에 넣어 국물까지 먹는 것이 좋다.
25	송이버섯	단백질, 지방질, 식이섬유	마츠타케 항종양 단백질		암세포만을 선별해서 공격한다.
26	만가닥버섯	단백질, 지방질, 식이섬유	당단백질 다당체		꼭꼭 씹어야만 암 억제 성분이 빠져나와 효과를 높인다.
27	맛버섯	단백질, 지방질, 식이섬유	맛버섯 자실체		불에서 조리할 때에는 불을 끄기 직전에 냄비에 넣는 것이 좋다.
28	표고버섯	칼륨, 나이아신, 엽산	다당체(렌티난)		말린 것이든 날것이든 가열해도 효과는 변함없다.
29	잎새버섯	칼륨, 인, 나이아신	MD-프랙션		면역 기능을 돕고, 증식하는 암세포를 줄인다.
30	가리비	단백질, 지방질	글리코겐		날것이나 냉동한 것 모두 같은 효과가 있다.
	오징어 먹물		뮤코다당		
31	연어		아스타크산틴	방광암, 대장암, 설암	아스타크산틴은 연어, 새우, 게의 붉은색을 내는 색소이다.
	게				새우, 게에는 껍질에도 함유되어 있으므로 통째로 먹는 것이 좋다.
	새우				조리에 따른 손실이 거의 없다.

	식품	주요 영양소	항암 성분	주요 적용 암	체크 사항
32	등푸른 생선	단백질, 지방질	DHA		신선한 것을 회로 먹으면 좋다.
33	꽁치	칼슘, 다가불포화지방산	DHA, EPA	대장암, 유방암, 전립선암	생선은 제철에 잡은 것이 DHA, EPA 함유량이 높다. 꽁치는 9월 중순이 제철이다.
34	해조류 1		후코키산틴, 베타카로틴, 후코이단	피부암, 십이지장암	다시마에는 요오드가 풍부하게 함유되어 있어 갑상선질환이 있는 경우 과잉 섭취하지 않는다.
35	해조류 2		카로틴(홍조류), 후코이단(갈조류)	유방암, 장암	김 두 장 반으로 암을 예방할 수 있다.
36	된장		미네랄+α	위암, 대장암	6개월 이상 발효된 완숙기의 된장이 가장 효과가 높다.
37	깨	칼슘, 비타민, 다가불포화지방산	지용성 리그난류(세사미놀, 세사민, 세사모린, 세사미놀 배당체 등)	대장암	먹기 직전에 필요한 양만 볶아서 빻아 넣는다.
38	타이생강		아세톡시 카피콜 아세테이트 (ACA)	피부암, 구강암, 대장암, 간암, 식도암	물에 닿으면 암 억제 효과가 줄어들며, 기름과 같이 먹는 것이 좋다
39	심황		테트라히드로커큐민	피부암, 유방암, 대장암, 신장암	카레로 쉽게 섭취할 수 있다.
40	차조기과 허브류		테르펜류(올소르산, 오레아놀산 등), 카로틴	피부암	소량의 기름을 사용해 단시간에 재빨리 조리한다.
41	향신료, 허브류		폴리페놀		몇 가지를 혼합하면 다양한 향과 항신료 성분을 한 번에 섭취할 수 있다.
42	현미차, 녹차		시아니딘 글루코시드(폴리페놀류), 비타민A, C, E	방광암, 대장암, 설암	녹차와 현미차를 함께 마시면 암 억제 효과가 높다.
43	녹차		카테킨류	위암	카테킨류는 암화의 모든 과정에서 효과를 발휘한다.
44	홍차	칼륨, 카로틴, 비타민E	수용성고분자화분(TND)	위암, 대장암, 소장암	식전 식후 관계없이 습관적으로 마시는 것이 중요하다.
45	커피		클로로겐산, 카페산, 키나산	결장암, 간장암, 설암	카페인이 있으므로 잠들기 전에 마시지 말고 하루에 너무 많은 양을 마시지 않는다.
46	황기차		플라보노이드(아스틸빈)	피부암, 폐암, 간암	비타민C와 병용하면 효과가 높아진다.
47	코코아	칼륨, 칼슘	카카오폴리페놀	유방암, 췌장암	초콜릿에도 카카오폴리페놀이 함유되어 있다.
48	맥주	탄수화물	글리신베타인, 슈도우리진		하루에 350ml 캔맥주 하나 정도가 적당하다.
49	레드 와인		탄닌, 카테킨, 안토시아닌, 레스버레트롤 등의 폴리페놀류	유방암, 전립선암, 피부암	화이트 와인에 비해 10배 이상의 폴리페놀을 함유하고 있다.
50	매실주		리오니레시놀		하루 반 컵 정도의 양이 적당하다.

차 례

제1장 채소류

제2장 콩 · 곡류

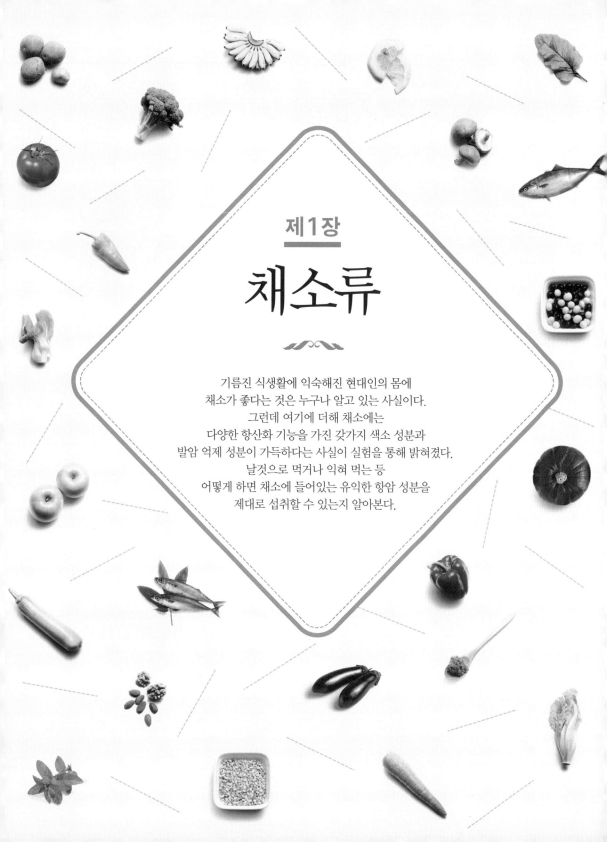

제1장

채소류

기름진 식생활에 익숙해진 현대인의 몸에
채소가 좋다는 것은 누구나 알고 있는 사실이다.
그런데 여기에 더해 채소에는
다양한 항산화 기능을 가진 갖가지 색소 성분과
발암 억제 성분이 가득하다는 사실이 실험을 통해 밝혀졌다.
날것으로 먹거나 익혀 먹는 등
어떻게 하면 채소에 들어있는 유익한 항암 성분을
제대로 섭취할 수 있는지 알아본다.

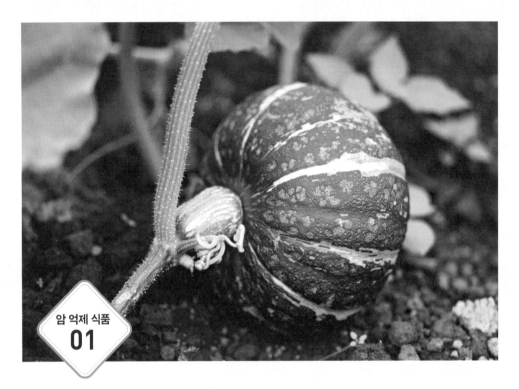

암 억제 식품
01

색이 짙을수록 카로틴 함유량이 많다

호박, 당근

호박만큼 우리의 생활 속에 익숙한 채소도 드물다. 호박죽, 호박엿, 호박고지떡, 호박나물, 호박전, 호박찌개 등의 음식에 다양하게 활용되는 자연의 선물이다. 호박 중에서도 특히 단호박의 산뜻하고 선명한 색깔은 당근과 마찬가지로 카로틴의 색이며, 색이 짙을수록 카로틴이 많이 함유되어 있다. 카로틴은 암을 억제하는 유력한 성분인데, 최근에는 알파카로틴에 그 기대가 모아지고 있다.

연구자 _ 니시노 호요쿠   전문 분야 : 종양생화학

교토부립의과대학 생화학교실 교수. 1970년 교토부립대학교 의과대학 졸업. 1974년 동 대학원 박사과정 수료 후, 동 대학 생화학교실 입실. 1976~1978년 미국 하버드대학교 의학부 유학. 1993~1995년 국립암센터연구소 암예방연구부 부장.

베타카로틴에 이어 주목을 끌고 있는 알파카로틴

항암 성분 Key Point _ 알파카로틴, 베타카로틴

 왜 암에 좋을까? _ **알파카로틴이 폐암, 간암, 피부암을 억제한다**

천연 카로티노이드는 600여 종에 이르는데 그중 하나인 베타카로틴은 체내에서 비타민A로 바뀐다. 이 베타카로틴의 발암 억제 효과는 이미 널리 알려져 있으며, 주로 다음과 같은 역할을 함으로써 발암을 억제한다.

① 세포막이나 유전자를 해치는 활성산소의 작용을 억제한다(항산화 작용).
② 암세포의 세포 분열 주기를 멈추게 한다.
③ 암 유전자 발현을 억제하고 다른 한편으로는 암 억제 유전자의 발현을 높이기도 한다.
④ 세포를 암으로 변하게 하는 인지질(燐脂質)의 대사를 억제한다.
⑤ 대식세포(매크로파지), 백혈구의 일종인 T세포, 내추럴킬러세포를 활성화한다.

> **주요 영양소**
> (날것·먹을 수 있는 부위 100g당)
> ● 단호박의 경우
> 카로틴 4000㎍
> 비타민E 5.1mg
> 비타민C 43mg
> ● 당근의 경우
> 카로틴 9100㎍

베타카로틴은 녹황색 채소에 풍부하게 들어있는데, 그중에서도 단호박이나 당근에는 베타카로틴 외에 알파카로틴도 많이 함유되어 있다. 알파카로틴은 베타카로틴과 구조적 차이는 미미하지만, 베타카로틴보다 높은 발암 억제 효과가 있다는 사실이 최근 밝혀졌다.

니시노 교수 연구팀은 쥐를 이용한 폐암·간암·피부암 실험에서 베타카로틴보다 알파카로틴이 현격한 발암 억제 효과를 나타낸다는 결과를 얻었다(그림 1-1 참조).

💡 이렇게 먹는 것이 point **카로틴은 기름으로 조리하면 흡수율이 높아진다**

시판되고 있는 대부분의 단호박은 서양 호박인데 일반 호박에 비해 단맛이 강하고 카로틴 등의 비타민류도 훨씬 많이 함유되어 있다. 서양 호박은 단단하고 짙은 초록색에 표면 흠집이 없으며, 들었을 때 묵직하게 중량감이 느껴지는 것을 고르는 것이 좋다. 또 줄기가 말라있고, 꼭지 주변에 주름이 가 있으며, 균일하게 울퉁불퉁한 것이 속

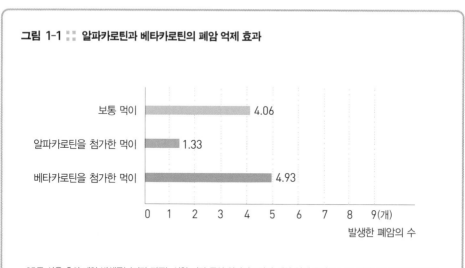

그림 1-1 알파카로틴과 베타카로틴의 폐암 억제 효과

25주 사육 후의 폐암 발생률(마리당 평균). 실험 기간 동안 알파카로틴의 폐암 억제 효과는 보통 먹이군에 비해 현저하게 나타났지만, 베타카로틴의 억제 효과는 확인되지 않았다.

이 꽉 차서 맛있다. 조각으로 잘라서 파는 단호박은 속이 샛노랄수록 카로틴의 함유량이 많고, 호박씨가 안으로 움푹 들어가 있는 것은 신선도가 떨어지는 것이다.

당근도 역시 색깔이 짙은 것을 골라야 한다. 줄기의 단면이 작을수록 신선하며, 당근 속에 든 심이 굵거나 초록빛이 돌거나 거무죽죽하면 오래된 것이다.

단호박과 당근은 기름을 사용해 조리하면 카로틴의 흡수율이 높아진다.

호박의 속도 버리지 말자

호박의 속에도 베타카로틴이 들어있기 때문에, 속살과 함께 조리하면 좋다. 게다가 단호박에는 비타민C와 비타민E도 많이 함유되어 있다. 비타민C와 비타민E는 체내에서 협력해 작용하여, 활성산소의 활동을 저하시킴으로써 발암 억제를 돕는다.

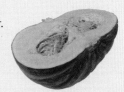

단호박과 당근 샐러드

1인분
열량 : 132kcal
염분 : 0.7g

●●● 재료 (2인분)

단호박 120g / 당근 50g / 베이컨 10g / 셀러리 30g / 파슬리 1줄기 / 마요네즈 1큰술 / 요구르트 1큰술 /
머스터드 가루 약간 / 소금 약간

1 단호박은 씨와 속을 파내고, 물러질 때까지
찐 다음 2cm 크기로 썬다.

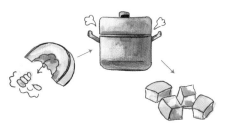

2 당근은 가로 세로 1cm의 주사위 모양으로
썰어 데친다. 셀러리는 1cm 길이로 자른다.

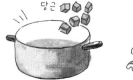
당근

셀러리

3 베이컨은 1cm 넓이로 잘라 바삭바삭하게
볶는다.

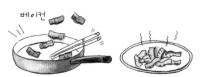
베이컨

4 파슬리는 잘게 떼내 씻어서 물기를 짜낸다.

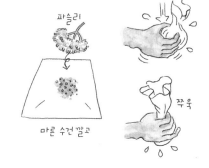
파슬리

마른 수건 깔고

쭈욱

5 마요네즈, 요구르트, 머스터드 가루를 혼
합하여 ①~④를 버무린다.

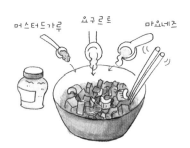
머스터드가루   요구르트   마요네즈

핵산이 암을 예방한다(1)

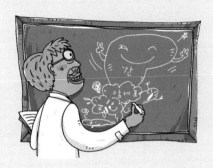

탄수화물, 단백질, 지방, 비타민, 미네랄에 식이섬유를 더한 6대 필수영양소는 인간이 살아가는 데 꼭 필요한 것들이다. 그러나 유전자 차원에서 생각했을 때, 건강 유지와 증진을 위해 빼놓을 수 없는 또 하나의 중요한 영양소가 있다. 그것은 바로 일곱 번째 필수영양소인 '핵산'이다.

핵산은 살아있는 세포의 유전물질을 구성하는 물질로, 단백질의 합성 경로를 조종하고 모든 세포의 활동을 조절하는데 디옥시리보핵산(DNA)과 리보핵산(RNA)의 두 가지 종류가 있다.

유전자 영양학 연구소 대표인 마쯔나가 마사시 박사는 "인간의 몸은 체내 핵산의 양이 일정하게 유지되는 구조로 되어 있다. 그래서 음식의 섭취를 통해 공급되는 핵산(샐비지 합성)의 양이 많아지면 간에서 만드는 핵산(데노보 합성)의 양을 줄이고, 반대로 적어지면 간에서 만드는 양을 늘린다. 따라서 음식을 통해 핵산을 많이 섭취하면 샐비지 합성이 늘어나고 데노보 합성이 줄어든다. 암세포는 간에서 만드는 데노보 합성의 핵산을 영양분으로 삼아 증식하기 때문에 결과적으로 암세포는 굶어 죽을 수밖에 없다."라며 핵산의 섭취를 늘릴 것을 당부했다.

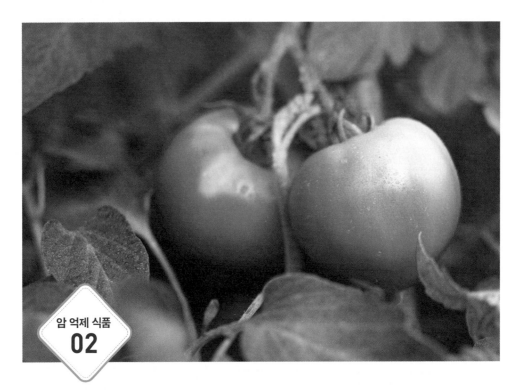

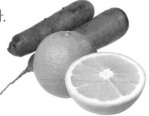

암 억제 식품
02

만성 간 질환에 무척 중요한 식품

토마토, 오렌지, 당근

웰빙 트렌드의 영향으로 건강 먹거리에 대한 관심이 높아지고 있다. 건강 주스의 대표 주자로 불리는 토마토, 오렌지, 당근에 들어있는 복합카로티노이드가 간암을 억제한다고 한다. 베타카로틴의 암 억제 효과는 이미 잘 알려져 있는데, 카로티노이드를 복합시킴으로써 그 효과를 더욱 높일 수 있다고 한다.

연구자 _ 진노 겐지

진노내과·소화기과 클리닉 원장. 1971년 오카야마대학교 의학부 졸업. 1975년 동 대학원 의학연구과 수료. 1979년 국립병원 시코쿠암센터 내과의장. 1990년 동센터 간·담 종양연구실 실장 겸임. 1993년 동센터 임상연구부 부장. 1999년 동센터 진료부장.

베타카로틴보다 한 수 위인
복합카로티노이드의 암 억제력

항암 성분 Key Point _ 복합카로티노이드

 왜 암에 좋을까? _ **간암 발생률을 1/3로 떨어뜨리는 복합카로티노이드 요법**

토마토, 오렌지, 당근 등에 풍부하게 함유되어 있는 베타카로틴은 활성산소나 프리라디컬●을 제거하는 항산화 작용을 한다. 이런 항산화 작용이 암을 예방한다는 사실은 잘 알려져 있다.

이 베타카로틴의 혈중농도는 만성 간 질환의 병이 악화되는 순서, 다시 말해 만성간염, 간경변, 간암의 순서로 저하되는 경향이 있다. 흡연이나 음주의 습관이 있으면 더욱 낮아진다고 한다.

국립병원 시코쿠 암센터에 근무하던 진노 박사는 베타카로틴의 혈중농도와 간암 사이의 인과관계에 대한 연구를 실시했다. 만성 간 질환 환자에게 베타카로틴을 지속적으로 복용시킨 결과 베타카로틴의 혈중농도가 상승하면서 71퍼센트의 환자에게서 알파페토프로틴●의 양이 낮아졌다. 이 실험을 통해 베타카로틴이 간암 발생을 억제한다

● 프리라디컬 : 인간의 생명 유지에 꼭 필요한 산소는 체내에 들어와 에너지를 만들고 물로 환원된다. 그러나 이때 일부는 여러 이유로 쌍을 이루지 않은 전자 상태로 남게 되는데 이것이 프리라디컬의 일종인 유해 산소, 활성산소이다. 전자 상태의 활성산소는 짝을 만나 안정되려는 성질을 갖고 있어 반응성이 높으므로 주변 조직들을 변화시키는 독성을 갖게 된다.

● 알파페토프로틴 : 알파페토프로틴은 암세포가 있을 때 만들어지는 이상 물질로 종양마커로 불린다.

는 사실이 입증되었다.

그뿐 아니라 진노 박사는 만성간 질환자 이외의 경우에서도 카로티노이드가 어떤 작용을 하는지 분석했다. 카로티노이드는 물에 잘 녹는 수용성에서부터 기름에 잘 녹는 지용성까지 종류가 다양하다. 지용성의 경우 잘 녹는 순서대로 나열하면 리코핀●, 알파카로틴, 베타카로틴, 베타크립토키산틴, 칸타키산틴, 제아키산틴 등이 있다. 당근에는 베타카로틴뿐 아니라 알파카로틴도 풍부하게 함유되어 있다. 리코핀은 토마토에 많이 들어있으며, 베타크립토키산틴은 오렌지에 풍부하게 들어있다.

진노 박사 연구팀은 알파카로틴, 베타카로틴, 리코핀에 비타민E를 첨가한 제제●를 활용한 복합카로티노이드 요법●을 실시하여 복합카로티노이드가 간암 발생률을 감소시킨다는 사실을 의학적으로 증명했다. 진노 박사는 이에 대해 다음과 같이 얘기하고 있다.

"간경변에서는 카로티노이드의 농도를 높임으로써 간암 발생을 억제했다. 설령 발생했다 하더라도 지체시킨다는 사실을 알게 되었다. 당근, 토마토, 오렌지는 만성간 질환자의 부족한 영양소를 보충하는 데 무척 중요한 식품이라고 할 수 있다."

이렇게 먹는 것이 point   토마토는 하루에 1개, 주스로는 1컵이 적당

토마토 요리를 일주일에 10번 이상 먹는 사람은 전혀 먹지 않는 사람에 비해 암에 걸릴 위험성이 약 45%나 줄어든다는 연구 보고가 있다. 하루 섭취량은 날것의 토마토

● 리코핀 : 토마토가 붉은 것은 리코핀이라는 붉은 색소를 함유하고 있기 때문이다. 리코핀은 베타카로틴의 약 2배에 해당하는 강한 항산화 작용을 한다.
● 제제(製劑) : 의약품을 치료 목적에 맞게 배합하고 가공하여 일정한 형태로 만든 것.
● 복합카로티노이드 요법 : 리코핀, 알파카로틴, 베타카로틴, 크립토키산틴 등의 카로티노이드(일반적으로 카로틴이라 부름)를 복합시킨 제제를 이용한 간암 예방법.

인 경우는 큰 것 1개, 토마토 주스인 경우는 1컵 정도가 적당하다.

담배와 리코핀

담배 연기에 함유된 이산화질소 라디컬(발암성이 높은 활성산소)을 동물의 체내에서 발생시키면 세포막이 산화하고 세포가 죽어간다. 하지만 베타카로틴을 동시에 주입하면 세포가 죽는 비율이 3분의 1 정도로 낮아지고, 리코핀을 주입하면 8분의 1 정도로 억제된다는 실험 결과가 나왔다.

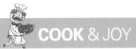

토마토 야채수프

1인분
열량 : 108kcal
염분 : 0.9g

●● **재료(2인분)**

당근 50g / 토마토 150g / 가지 80g / 양파 80g / 피망 30g / 올리브유 1큰술 / 마늘 약간 / A(소금 1/3작은술, 후추 약간, 와인식초 1큰술, 콩소메 약간, 물 1/4컵) / 월계수잎 작은 것 1장

1 가지는 7mm 두께로 썰어 기름을 두르고 양면을 굽는다.

2 토마토는 뜨거운 물에 살짝 넣었다가 껍질을 벗기고, 반달 썰기를 한다. 당근, 양파는 얇게 썬다. 피망은 씨를 파내고 7mm 두께로 둥글게 링 썰기를 한다.

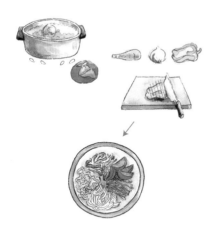

3 냄비에 얇게 썬 마늘을 볶고, ①, ②를 번갈아 넣는다. A의 소금과 후추를 뿌리고 와인식초, 콩소메, 월계수잎을 넣은 후, 뚜껑을 덮고 끓인다. 부글부글 끓어오르면 불을 약하게 하여 25~30분 더 끓인 다음 그대로 식힌다.

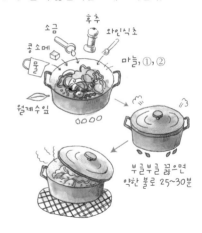

4 ③을 그릇에 보기 좋게 담는다.

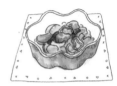

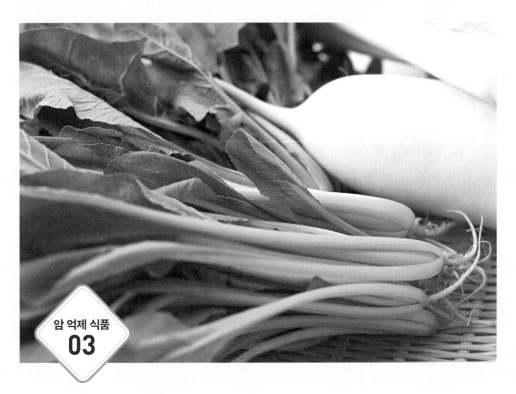

영양 만점, 그러나 수산을 조심하라

시금치

뽀빠이 때문에 힘이 솟는 채소로도 유명한 시금치. 시금치는 오랫동안 녹황색 채소의 대표 주자이자 영양의 보고로서 자리매김해 왔다. 오늘날 과학적 연구가 진행됨에 따라 풍부한 색소 성분과 비타민이 암을 억제하고 면역력을 높여준다는 사실이 밝혀지면서 더욱 중요한 채소로 다뤄지고 있다.

연구자 _ 니시노 호요쿠   전문 분야 : 종양생화학

교토부립의과대학 생화학교실 교수. 1970년 교토부립대학 의과대학 졸업. 1974년 동 대학원 박사과정 수료 후, 동 대학 생화학교실 입실. 1976 ~1978년 미국 하버드대학교 의학부 유학. 1993~1995년 국립암센터연구소 암예방연구부 부장.

루테인과 같은 카로티노이드가 강한 항산화 작용

항암 성분 Key Point _ 베타카로틴, 루테인, 비타민C, 엽산, 다당류

 왜 암에 좋을까? **시금치의 항암 성분이 여러 암세포에 작용**

시금치에는 비타민류가 풍부하다. 그중에서도 비타민A의 공급원인 카로티노이드●는 먹을 수 있는 부위 100그램 속에 무려 4200마이크로그램이나 들어있다. 시금치에는 베타카로틴도 많지만, 최근에 주목을 받고 있는 루테인 또한 많이 함유되어 있다.

주요 영양소
(날것 · 먹을 수 있는 부위 100g당)

카로틴 4200㎍
칼슘 690mg
엽산 210㎍
비타민C 35mg
(비타민C는 여름철에 캐면 20mg,
겨울철에 캐면 60mg)

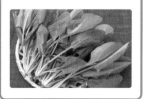

니시노 호요쿠 교수는 루테인의 피부암 발생 억제에 관한 실험을 실시하여, 그 효과를 증명했다(그림 1-2 참조). 실험 결과에 대해 루테인은 활성산소를 없애는 기능이 강력하고, 이것이 발암을 억제하는 효과를 나타낸다고 니시노 교수는 설명했다. 이 밖에도 쥐를 이용한 실험에서 루테인으로 대장암이 억제된다는 보고가 있다.

한편, 독립행정법인 식품종합연구소에서는 혈액암과 백혈병에 관한 실험도 실시했다. 그 결과 백혈병 세

● 카로티노이드 : 동식물계에 분포하고 있는 색소의 총칭. 당근, 토마토, 감귤류 등과 같은 노랑 · 주황 · 빨강 계열에 많다.

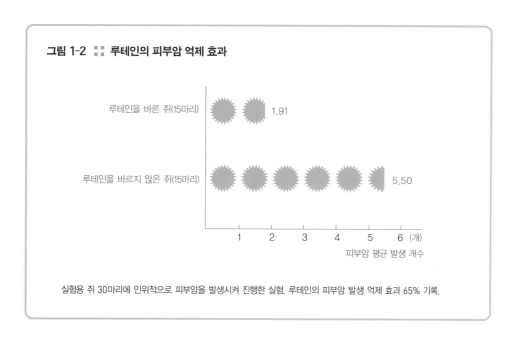

그림 1-2 ⠿ **루테인의 피부암 억제 효과**

루테인을 바른 쥐(15마리)　　　1.91

루테인을 바르지 않은 쥐(15마리)　　　5.50

1　2　3　4　5　6 (개)

피부암 평균 발생 개수

실험용 쥐 30마리에 인위적으로 피부암을 발생시켜 진행한 실험. 루테인의 피부암 발생 억제 효과 65% 기록.

포의 분화를 가장 잘 유도한 것이 시금치에 들어있는 성분으로 드러났다. 자세히 분석해보니 거기에는 갈락토오스, 아라비노스, 람노스라고 하는 다당류와 2퍼센트의 단백질이 함유되어 있었다. 또한 이들 성분은 인간의 유방암세포, 간암세포, 폐암세포 등을 파괴하는 것으로 밝혀졌다.

니시노 교수는 이들 실험의 결과를 토대로 시금치에서 추출된 성분의 작용점은 하나가 아니라 복수인 것으로 보고 있다.

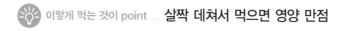 이렇게 먹는 것이 point _ **살짝 데쳐서 먹으면 영양 만점**

시금치 100그램 속에는 비타민C가 여름에 캔 것은 20밀리그램, 겨울에 캔 것은 60

● 수산(蓚酸) : 괭이밥, 장군풀 따위의 식물 속에 널리 분포. 환원력이 강하여 표백제와 금속 연마 등에 쓰인다.

밀리그램이 함유되어 있다. 역시 제철에 나는 것에 더 많다.

시금치를 조리할 때는 '단시간에 재빨리'가 기본이다. 비타민C는 물에 녹는 성질을 갖고 있는데다가 가열하면 쉽게 파괴되기 때문이다. 루테인 역시 오래 가열하면 파괴된다. 조리할 때 기름을 사용하면 루테인과 베타카로틴의 흡수율이 높아진다.

시금치를 조리할 때 주의할 점이 있다. 시금치에는 체내에서 칼슘과 결합하여 결석을 일으키는 수산이 함유되어 있다. 이 수산은 물에 쉽게 용해되기 때문에 데치는 과정에서 대부분 빠져나간다. 만약 샐러드나 녹즙 등 날것으로 먹을 경우라면 수산●이 적은 샐러드 시금치를 권한다.

시금치는 윤기가 흐르고 싱싱하며 초록빛이 진한 것을 골라야 한다. 잎이 도톰한 것이 맛이 좋고 너무 크면 맛이 싱겁고 밍밍한 경우가 많다. 뿌리의 단면이 선명할수록 신선한 것으로 보면 된다.

시금치는 축축히 적신 신문지에 싸서 비닐봉지에 넣고, 냉장고의 야채칸에 세워서 보관하면 좋다. 삶아서 보관할 경우에는 밀봉하여 냉동고나 냉장고에 넣어둔다.

시금치는 참깨와 함께

시금치에는 비타민 종류가 골고루 들어있는데 특히 비타민A와 C가 많다. 또 칼슘과 철분 그리고 요오드 등이 풍부해 발육기의 어린이는 물론 임산부에 좋은 식품이다. 다만 수산 성분을 너무 많이 섭취할 경우 체내에 결석을 만들 수도 있기 때문에 주의가 필요하다. 이를 예방하기 위해서는 깨를 곁들여 먹으면 좋다. 참깨에는 칼슘이 풍부한데, 이 성분이 수산의 흡수를 막아준다.

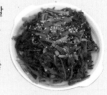

시금치 호두 무침

1인분
열량 : 41kcal
염분 : 0.6g

●● **재료(2인분)**

시금치 150g / 애느타리버섯 20g / 노란 국화 10g / 호두 2~3개 / 간장 1작은술 / 다시 2작은술

1 팔팔 끓는 물에 시금치를 넣고 1~2분 삶은 다음 차가운 물로 옮기고, 물기를 쫙 빼서 3cm 길이로 썬다.

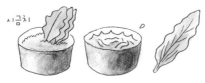

2 애느타리버섯은 밑동을 떼어내고 작은 포기로 나눠 재빨리 데쳐서 물기를 뺀다.

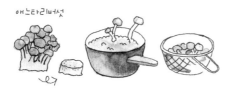

3 국화는 꽃잎을 따서 식초를 약간 넣은 뜨거운 물에서 살짝 데쳐 체에 밭친다.

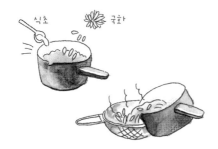

4 호두는 미지근한 물에 담갔다가 속껍질을 벗기고 잘게 썬다.

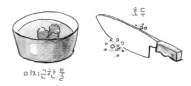

5 ①~③을 섞어 간장과 다시로 버무리고 ④를 넣고 무친다.

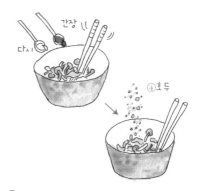

Tip

■ 다시(기본 국물)는 물, 다시마, 가다랑이포(가쓰오부시)를 넣고 끓여 만든 것.

■ 애느타리버섯은 일반 느타리버섯에 비해 크기가 작고 색상이 짙으며 맛이 좋다. 갓의 표면은 회색이며 자루의 밑동이 굵다.

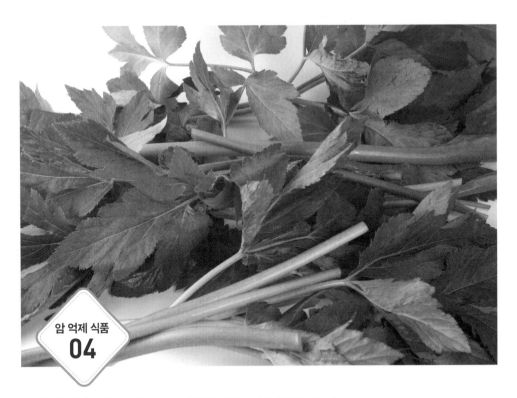

한방에서 생약 재료로 사용할 정도의 항암 효과

신선초

미나리과 식물은 한방에서 생약 재료로 널리 이용되고 있다. 그중에서도 신선초는 향이 산뜻하고 생명력이 왕성하며, 건강에 좋은 성분이 풍부하게 함유되어 주목을 받고 있다. 실험 결과에 따르면 신선초를 꺾었을 때 나오는 황즙에 들어있는 성분이 폐암을 억제하는 효과가 높은 것으로 밝혀졌다.

연구자 _ 오쿠야마 도오루

메이지약학대학 교수. 1973년 도호쿠대학교 대학원 박사과정 수료(약학박사 : 양치식물의 곤충변태 호르몬 연구). 1986년부터 메이지약학대학 생약학 교수. 1976~1977년 스위스 쥐리히대학 유학. 현재 터키, 이집트, 중국으로부터 많은 유학생을 받아들여 국제공동연구를 전개하고 있다.

황즙에 함유된 칼콘이
암 억제의 비밀

항암 성분 Key Point _ 칼 콘

 왜 암에 좋을까? __ **황즙에 들어있는 칼콘과 트리테르페노이드**

미나리와 비슷하게 산뜻한 향이 풍겨나는 신선초는 겉모양이 당귀와 비슷하고, 생장력 또한 빨라 '매일 당귀'로도 불리는 식물이다. 신선초의 줄기를 꺾으면 그 안에서 노란 액체가 배어 나오는데, 여기서는 '황즙'이라 부르겠다.

황즙에는 주성분으로 '칼콘'과 '트리테르페노이드'라는 물질이 들어있다. 이 성분이 피부암, 폐암, 대장암의 발생을 억제하는 효과가 있다는 사실이 메이지약학대학 오쿠야마 교수의 실험에서 밝혀졌다.

먼저 14종류의 미나리과 식물의 액을 추출하여 시험관 안에서 발암 억제 효과를 조사했다. 그 결과 신선초의 추출액이 가장 강한 활성을 보였다.

제2단계로 오쿠야마 교수팀은 피부암을 유발시킨 실험용 쥐를 이용하여 동물실험을 실시했다. 그 결과 신선초에 함유된 칼콘A, B 성분이 피부암을 현저하게 억제시킨다는 사실이 밝혀졌다(그림 1-3 참조). 종양을 갖고 있는 쥐의 마릿수에서도 차이를 보였지만, 마리당 평균 종양 수에서도 최대 10배의 차이가 나타났다(A군 0.40개,

주요 영양소
(날것 · 먹을 수 있는 부위 100g당)

단백질 3.3g
지방질 0.1g
식이섬유 5.6g
(카로틴, 비타민B_1 · B_2 · C ·
나이아신 같은 비타민류와 칼슘
을 많이 함유하고 있다)

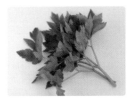

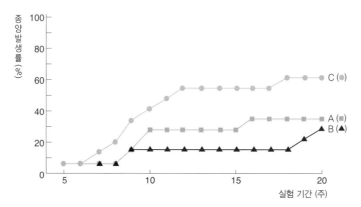

그림 1-3 ┇┇ 신선초의 종양 발생 억제 효과

A. (■)칼콘A 사용(1mg) B. (▲)칼콘B 사용(1mg) C. (●)대조군(아무것도 바르지 않음)

인위적으로 피부암을 유발시킨 쥐에 칼콘A, B를 바르고 종양 수의 변화를 관찰한 실험. 20주 후 종양을 갖고 있는 쥐는 A군 27%, B군 20%, C군 53%로 나타남.

B군 0.66개, C군 4.6개).

　오쿠야마 교수팀은 칼콘이 폐암과 대장암에 어떤 영향을 미치는지에 대한 조사·실험도 실시했다. 신선초의 분말을 섞은 사료를 활용한 실험을 통해 신선초에는 폐암과 대장암의 발생을 억제하는 성분이 있음을 확인했다. 그런데 한편으로는 신선초가 종양의 발생은 억제하지만 이미 생긴 종양의 증식을 억제하는 작용은 없다는 견해가 제시되었다.

　또 하나의 성분인 트리테르페노이드에 대한 연구도 진행되었는데, 거의 비슷한 결과가 나왔다.

　일련의 연구 결과들을 종합하여 오쿠야마 교수는 다음과 같이 조언한다.

　"신선초는 암 예방에 도움이 된다고 생각한다. 그러나 이미 암에 걸린 상태에서는 신선초를 먹는다거나 신선초의 칼콘 성분으로 병을 고치는 것은 어렵다고 봐야 한다. 발암 예방이라는 관점에서 신선초를 식생활에 적극 활용한다면 상당한 효과를 기대할 수 있을 것이다."

 이렇게 먹는 것이 point _____

쓴맛을 줄이려면 튀김으로, 쓴맛을 살리려면 깨소금을 넣고 무침으로

신선초는 발암 억제력뿐만 아니라 비타민과 미네랄, 혈액을 정화하는 게르마늄, 신진대사를 촉진하는 루테오린 등과 같은 성분이 풍부하게 함유되어 있는 건강식품이다.

달걀을 입혀 튀기거나 나물, 무침, 된장국 등으로 다양하게 조리할 수 있다. 독특한 쓴맛과 향이 꺼려진다면 튀김으로 하면 잎도 야들야들해지고 쓴맛도 사라져 맛있게 먹을 수 있다. 또는 레몬즙을 뿌리거나 매실과 함께 무치면 신맛과 잘 어우러진다. 조금 쌉쌀한 맛을 좋아한다면 깨소금에 무쳐서 먹으면 좋다.

신선초를 구입할 때는 줄기가 가늘고 곧게 자란 것을 고른다. 줄기의 단면이 갈색으로 변색되어 있는 것은 신선도가 떨어지므로 피하는 것이 좋다.

냉장 보관할 때는 잘린 줄기 끝을 물에 적신 키친타월로 말아 신문지에 싸서 세워두면 신선하게 오래 보관할 수 있다.

이것만은 꼭!

독특한 향을 효과적으로 이용하기 위해
오쿠야마 교수팀은 최근 신선초를 비롯한 미나리과 식물에 풍부하게 함유되어 있는 정유와 냄새 성분을 분석하고 있다. 이에 따라 아로마 테라피 등 생리 활성 작용을 돕는 효과적인 이용법이 기대된다.

중국식 신선초 볶음

1인분
열량 : 152kcal
염분 : 1.1g

●● **재료(2인분)**

신선초 150g / 당근 20g / 달걀 1개 / 당면(건조) 20g / 대파 5cm / 생강 약간 / 샐러드유 1큰술 / 간장 2작은술 / 청주 2작은술

1 신선초는 팔팔 끓는 뜨거운 물에 살짝 데쳐 찬물에 담갔다가, 물기를 짜내고 4~5cm 길이로 썬다.

2 당근은 얇게 채썰기를 한다.

3 당면은 뜨거운 물에 익혀내서 먹기 좋은 길이로 자른다.

4 대파, 생강은 잘게 다진다.

5 달군 팬에 기름을 1/3 정도 두르고 달걀물을 부어 익힌다. 반 정도 익으면 젓가락으로 저어서 몽실몽실하게 만들어 따로 접시에 담아 놓는다.

6 달군 팬에 나머지 기름을 두르고 ④를 볶다가 ①, ②를 넣고 볶는다.

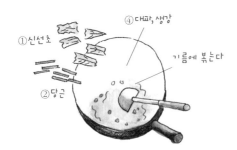

7 전체에 기름이 돌면 청주, 간장으로 간을 맞추고, ③을 넣고 볶다가 ⑤를 다시 쏟아서 휘휘 저으며 볶는다.

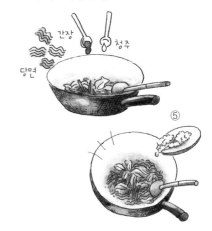

Tip

소금을 약간 넣고 끓인 물에 줄기 끝부터 넣어 살짝 데친 다음, 찬물에 담가두면 신선초의 떫은맛이 없어진다

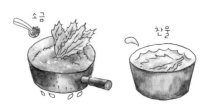

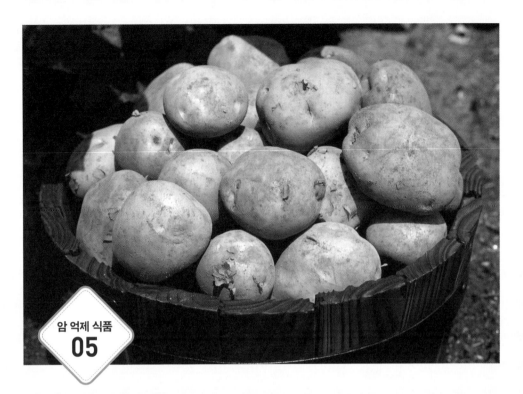

생감자를 껍질째 갈아 즙으로 마셔라

감자

우리 식단에 자주 오르는 채소 가운데 감자를 빼놓을 수 없다. 반찬으로 다양하게 조리하고 간식으로도 사랑받는 감자에는 비타민C가 풍부하게 들어있다. 연구 결과에 따르면 감자에 들어있는 스테로이드 알칼로이드 배당체라는 물질은 항암 작용을 한다는 사실이 밝혀졌다.

연구자 _ 노하라 도시히로   전문 분야 : 천연약물의 개발과 응용

구마모토대학교 약학부 교수. 1965년 큐슈대학교 의학부 약학과 졸업. 1967년 동 대학 대학원 석사과정 수료. 동 대학 약학부 교직원, 조수, 도쿠시마대학교 약학부 조교수 등. 1976년부터 1년 4개월간 서독 다름슈타트 공과대학 유학(훔볼트 장학생).

스테로이드 알칼로이드 배당체가 암세포를 파괴

항암 성분 Key Point _ 스테로이드 알칼로이드 배당체(알파솔라닌, 알파카코닌), 비타민C

 왜 암에 좋을까? _ **감자의 항암 성분은 예로부터 민간요법으로 널리 이용돼**

감자는 가지와 마찬가지로 가지과 가지속에 속한다. 가지과 가지속의 식물에는 스테로이드 알칼로이드 배당체(配糖體)라는 물질이 함유되어 있고, 그중에서도 감자에는 스테로이드 알칼로이드 배당체의 사촌뻘인 알파솔라닌과 알파카코닌이 들어있다. 이 성분은 특히 싹이나 껍질 부분에 많이 함유되어 있다.

보통 '감자의 싹에는 독이 있다'고 하는데 이것의 정체가 스테로이드 알칼로이드 배당체의 알파솔라닌이다. 이 물질에는 독성이 있기 때문에 다량 섭취하지 않도록 주의해야 한다. 그 양은 보통 체중 1킬로그램당 250밀리그램 이상을 가리키므로 60킬로그램 성인의 경우 1500밀리그램, 즉 150그램이 된다. 알파솔라닌은 극히 미량이 포함되어 있기 때문에 한꺼번에 이렇게 많은 양을 섭취하기는 어렵다. 뿐만 아니라 오히려 알파카코닌이 강력한 항암 효과를 발휘하기 때문에 큰 영향이 없다.

그리고 일본에서는 감자즙이 암에 효과가 있다고 알려져 예로부터 민간요법에 널리 이용되어 왔으며, 중국 남부에서는 지금도 암 예방을 위해 항암 성분이 들어있는 가지과의 약초를 정기적으로 먹고 있다고 한다.

이와 같은 민간 처방에 착안하여 노하라 교수는 감자에서 추출한 스테로이드 알칼로이드 배당체를 첨가하여 암세포를 배양하는 실험을 했다. 그 결과 알파카코닌은 항암제의 10분의 1에서 100분의 1이라는 중급 정도의 활성도로 암세포의 증식을 억제한다는 사실이 밝혀졌다. 더욱이 알파카코닌에는 항암제와 같은 부작용이 없기 때문에 안심하고 섭취할 수 있다. 스테로이드 알칼로이드 배당체의 항암 작용에 대해 노하라 교수는 우선 당이 암세포와 결합하고, 그것에 의해 스테로이드가 암세포 안으로 들어가 세포질을 포함한 막을 파괴한다고 설명한다.

또한 감자에는 항산화 작용을 하는 비타민C도 풍부하게 함유되어 있다. 1개(100그램)에 32밀리그램이 들어있는데, 이는 방울토마토 10개에 들어있는 것(30밀리그램)과 맞먹는 양이다. 비타민C는 체내에서 환원 작용을 하여 활성산소나 산화된 비타민E로부터 산소를 빼앗아 발암 억제 작용이 잘 이뤄지도록 한다.

🔆 이렇게 먹는 것이 point _ 갈아 먹는 것이 최고의 영양소 섭취 방법

감자는 스테로이드 알칼로이드 배당체를 섭취하기 위해서든, 비타민C의 공급원으로서든 더할 나위 없는 식품이다. 그런데 스테로이드 알칼로이드 배당체는 가열하면 효소가 작용하여 가수분해● 되기 때문에 날것으로 섭취해야 한다. 감자를 잘 씻어 껍질째 간 다음 그 즙을 짜서 그대로 마셔보라. 이때 아린 맛을 싫어한다면 주스와 섞어서 마셔도 좋다.

보통 비타민C는 가열하면 쉽게 파괴되지만, 감자에 들어있는 비타민C는 가열해도 잘 파괴되지 않기 때문에 삶거나 조림 요리에 이용해도 비타민C를 충분히 섭취할 수 있다.

감자는 통통하게 영글고 껍질이 얇은 것이 좋다. 신선도가 높은 감자는 둥글고 껍질이 얇으며 색깔이 고르다. 반면 말랐거나 껍질에 주름이 있는 것은 신선도가 떨어지는 것이다. 보존 온도는 약간 서늘하다고 느껴지는 3~5℃가 적당하며, 장소로는 어두운 곳이 좋다.

● 가수분해(加水分解) : 화합물이 물과 반응해서 일으키는 분해. 분해가 이루어지면 더 작은 분자구조로 나눠진다. 인체의 소화 과정도 가수분해의 일종이다.

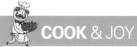

COOK & JOY

감자 동그랑땡

1인분
열량 : 205kcal
염분 : 1.6g

● ● ○ 재료(2인분)

감자 200g / 연어(통조림) 50g / 옥수수(냉동) 20g / 소금 1/3작은술 / 후추 약간 / 밀가루 적당량 / 샐러드유 2작은술 /
토마토케첩 2작은술 / 우스터소스 1작은술 / 곁들이는 채소(껍질콩 60g, 샐러드유 1/2작은술, 소금 약간)

1 감자는 껍질을 벗기고 적당한 크기로 잘라 물을 충분히 붓고 삶는다. 감자가 물러지면 물을 따라내고 다시 불에 올려서 수분을 없앤다. 그리고 뜨거울 때 감자를 으깬다.

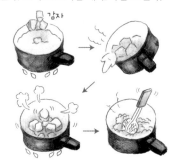

2 연어는 통조림에서 꺼내 살을 잘게 부순다.

3 옥수수는 해동하여 물기를 뺀다.

4 ①에 ②, ③, 소금, 후추를 넣고 섞어서 동그랑땡 모양으로 만든 다음, 밀가루를 얇게 골고루 묻힌다.

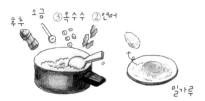

5 달군 팬에 기름을 두르고, 중불에서 ④를 양쪽 면이 노릇노릇하게 굽는다.

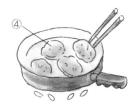

6 껍질콩은 삶아서 기름에 볶고 소금과 후추로 간을 맞춘다.

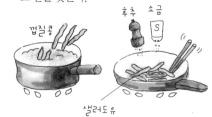

7 그릇에 ⑤를 담고, 토마토케첩과 우스터소스를 섞어 뿌리고 ⑥을 곁들인다.

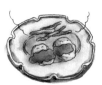

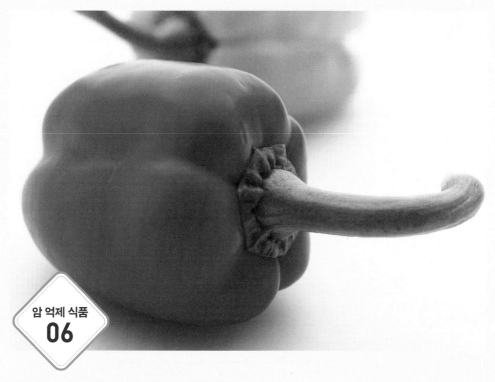

초록 피망, 노란 피망보다 월등하다

붉은 피망(파프리카)

선명한 색깔과 아삭아삭 씹히는 촉감이 좋은 피망. 최근 들어 카로틴과 비타민C가 많이 들어있다는 사실이 밝혀지면서 채소 중에서도 단연 으뜸인 붉은 피망(파프리카)에 대한 관심과 소비량이 부쩍 늘었다. 또한 카로틴의 일종인 붉은 색소(캡산틴)에 암 예방 성분이 함유되어 있다는 사실이 확인되면서 더욱 기대가 모아지고 있다.

> **연구자 _ 도쿠다 하루쿠니**   전문 분야 : 약용 · 식용식물을 이용한 암 예방
> 교토부립의과대학 생화학교실 조수. 1972년 도시샤대학교 공학부 졸업 후, 제약회사의 연구소를 거쳐 교토대학교 의학부 미생물학교실 근무. 특히 세계 각국에서 제공되는 실험용 재료에 대해 인간의 세포와 동물을 이용한 실험법으로 평가를 실시하고 있다.

붉은 피망은 캡산틴과 비타민C, 비타민E의 보고

항암 성분 Key Point _ 캡산틴, 비타민C, 비타민E

 왜 암에 좋을까? __ **항산화 작용이 강해 암 억제 효과 탁월**

붉은 피망은 카로틴 성분 때문에 산뜻한 색깔을 띠는데, 그 함유량은 먹을 수 있는 부위 100그램당 1100마이크로그램이다. 이것은 초록 피망의 400마이크로그램, 노란 피망의 200마이크로그램과 비교해도 크게 차이가 나며, 전체 채소 중에서도 상위 그룹에 속한다. 붉은 피망에는 붉은색 카로틴인 캡산틴이 많은데, 이것이 암을 억제하는 데 효과가 있는 것으로 실험 결과 밝혀졌다.

도쿠다 조수 연구팀은 캡산틴과 피부암의 관계를 조사했다. 실험용 쥐 60마리를 4그룹으로 나누고 피부암을 발생시킨 후 1그룹은 그대로 놔두고 2, 3, 4그룹은 캡산틴 3종(캡산틴, 캡산틴3에스테르, 캡산틴3-2에스테르)을 각각 같은 농도로 도포했다.

20주 후 쥐 1마리당 피부암의 개수를 비교하였더니 1그룹은 9개, 2그룹은 7개, 3그룹은 6.3개, 4그룹은 5개였다.

"캡산틴은 항산화 작용이 강하기 때문에 암 억제에 도움이 된다. 또한 같은 캡산틴이라도 에스테르화●가 이루어진 쪽이 피부에 잘 흡수되기 때문에, 피부암의 억제 효과가 높다."라고 도쿠다 씨는 발표했다. 그리고 염증이나 간염과 관련된 또 다른 실험에

● 에스테르화 : 산을 에스테르로 변하게 함. 또는 그런 조작. 진한 황산 따위를 촉매로 하여, 산과 알코올을 직접 반응시켜 물을 제거하는 방법.

서도 캡산틴이 암 억제 효과를 나타냈다고 덧붙였다.

붉은 피망에는 비타민C와 비타민E도 풍부하게 함유되어 있다. 비타민C와 비타민E는 함께 항산화 작용을 하여 세포나 유전자가 해를 입지 않도록 하고, 발암도 억제하는 것으로 보여진다. 붉은 피망은 비타민C가 100그램당 170밀리그램으로 채소 중에서 으뜸이다. 1개(150그램)를 먹으면 성인의 1일 영양소 기준치(100밀리그램)에 충분하다.

더군다나 다른 채소에는 별로 함유되어 있지 않은 비타민E도 100그램당 4.3밀리그램이 들어있다. 비타민E의 1일 영양소 기준치는 성인 남성의 경우 10밀리그램, 성인 여성의 경우 8밀리그램이기 때문에 붉은 피망 1개로도 상당한 양을 섭취할 수 있다.

 이렇게 먹는 것이 point __ **기름으로 조리하면 캡산틴 흡수율이 상승**

붉은 피망은 전체적으로 팽팽하고 색깔이 짙으며 꼭지의 단면이 촉촉한 것이 신선하다. 맛은 크기와 별 상관이 없으니 용도에 맞는 크기를 선택하면 된다.

캡산틴과 비타민E는 가열해도 성분이 변화하지 않고 물에도 녹지 않는다. 그러나 비타민C는 열에 약하고 물에도 쉽게 녹는다. 또한 캡산틴은 기름과 함께 조리하면 흡수가 잘 된다. 이런 점에 비춰볼 때, 발암 억제 효과를 기대한다면 붉은 피망은 기름과 함께 날것으로 먹을 수 있는 샐러드로 준비하는 것이 가장 좋다.

붉은 피망은 온도나 습도에 크게 영향을 받지 않으므로 냉장고의 야채실에 보관하면 된다. 단, 비닐봉지에 넣거나 신문지에 싸서 건조가 되지 않도록 해야 한다.

매운맛을 가열하면 왜 단맛이 될까?

고추와 피망의 매운맛은 캡사이신 성분 때문이다. 매운맛을 내기는 마찬가지지만 마늘은 알리신, 양파는 황화프로필알릴과 황화알릴이 주요 성분이다. 원래 마늘과 양파에는 단맛을 내는 당류가 들어있는데, 자극적인 매운맛과 냄새에 가려 있다가 가열되면 그 성분들이 날아가므로 단맛을 느낄 수 있게 되는 것이다.

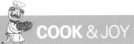

파프리카 치즈구이

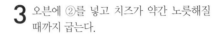
1인분
열량 : 98kcal
염분 : 0.7g

●● **재료(2인분)**

붉은 피망 80g / 노란 피망 80g / 올리브유 1작은술 / 소금 약간 / 후추 약간 / 모짜렐라 치즈 30g / 바질 약간

1 붉은 피망, 노란 피망은 씨를 빼고 숭덩숭덩 썰어놓는다.

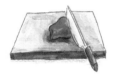

3 오븐에 ②를 넣고 치즈가 약간 노릇해질 때까지 굽는다.

2 내열접시에 ①을 넣고 소금, 후추, 올리브유를 뿌려 잘 섞은 다음, 모짜렐라 치즈를 듬성듬성 올린다.

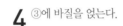

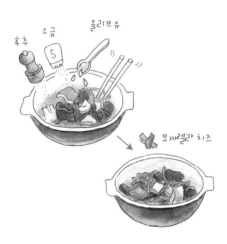

4 ③에 바질을 얹는다.

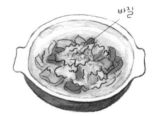
바질

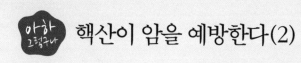

핵산이 암을 예방한다(2)

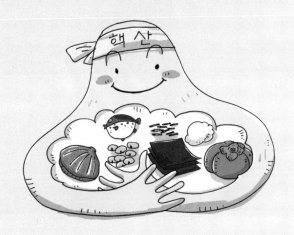

핵산이 암을 예방하는 또 다른 방법으로 항산화 작용을 하여 활성산소에 의한 유전자 손상을 미연에 방지하거나 암 억제 유전자를 활성화시켜 유전자의 복원에 관계하는 등 몇 가지의 작용을 들 수 있다.

마쯔나가 박사는 "핵산은 날것, 건조, 냉동, 조리, 가공의 구별 없이 기본적으로 중요한 단백질원인 고기와 어패류, 콩류 등에 많이 함유되어 있다. 특히 연어 새끼(정소), 복어 새끼, 맥주 효모, 잔멸치와 뱅어포, 빵 효모, 가다랑이포, 대합, 감, 김, 대두, 돼지의 간 등에 풍부하게 함유되어 있다."라고 하면서 평소의 식생활에서 가능한 한 핵산이 많이 든 식품을 섭취할 것을 권한다.

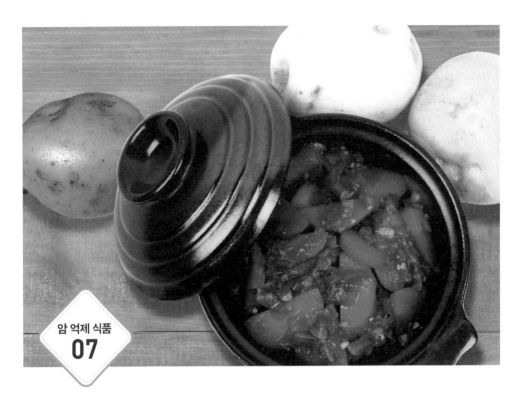

변이원성 음성화 식품군을 먹어라

채소 1(생채소, 감자, 당근조림)

서로 인접해 있는 지역에서 위암의 발생률이 차이가 나는 경우가 있다. 그 원인은 대체 무엇일까? 가미야마 소장은 식품을 발암 억제 양성군과 음성군으로 나눠 조사했다. 실험 결과, 채소 섭취가 위암의 발생률에 크게 영향을 미친다는 사실을 알 수 있었다.

연구자 _ 가미야마 시게토시   전문 분야 : 노동위생 · 생활습관병의 예방

미야기 현 노동위생의학협회 건강검진센터 소장. 1952년 도호쿠대학교 의학부 졸업. 1959년 의학박사. 미국 하버드대학교 의학부, 메사추세츠종합병원 유학. 아키타대학교 의학부 위생학 교수. 1993년 정년퇴직, 명예교수. 같은 해 센다이예방의학연구소 소장. 1997년 미야기 현 노동위생의학협회 부이사장, 건강센터 소장.

채소만 잘 챙겨먹어도
위암을 예방할 수 있다

항암 성분 Key Point _ 음성화 식품군

🔍 왜 암에 좋을까?　**음성화 식품을 섭취하면 위암 예방 효과**

　암을 유발하는 식습관과 식품을 알고 반대로만 한다면 발암을 억제할 수 있는 식생활로 개선할 수 있다. 그래서 가미야마 시게토시 소장을 위시한 연구팀은 '돌연변이원성 실험'● 을 실시했다.

　그런 후 확실하게 변이원성이 양성을 나타낸(암 발생률이 높다) 식사와 관련이 깊은 식품을 '양성화 식품군', 음성을 보인(암 발생률이 낮다) 식사와 관련이 깊은 식품을 '음성화 식품군'이라 분류하고 대표적인 식품을 다음과 같이 제시했다.

- 양성화 식품군(8가지 품목) : 불고기, 생선구이, 젓갈, 콩자반, 유부, 기름에 지진 것, 산채절임, 양파볶음
- 음성화 식품군(8가지 품목) : 생채소, 생서양채소, 감자, 당근조림, 우유, 두부, 곤약, 과자류

　가미야마 소장은 같은 동북지방의 북부에 위치하고, 오우산맥(奧羽山脈)을 사이에 두

● 돌연변이원성 실험 : 테스트용 세균을 배양하는 곳에 실험할 물질을 첨가하고, 그 물질이 세균에게 돌연변이를 일으키게 하는지 여부를 관찰하는 것. 그 빈도가 높을수록 그 물질의 발암 위험성도 높다고 판단한다.

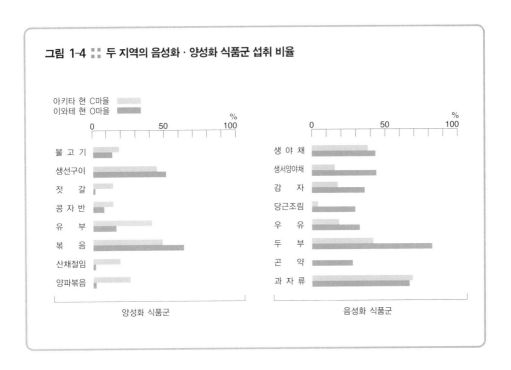

그림 1-4 ▦ 두 지역의 음성화·양성화 식품군 섭취 비율

아키타 현 C마을
이와테 현 O마을

양성화 식품군

불 고 기
생선구이
젓 갈
콩 자 반
유 부
볶 음
산채절임
양파볶음

음성화 식품군

생 야 채
생서양야채
감 자
당근조림
우 유
두 부
곤 약
과 자 류

고 서로 인접해 있는 현이지만, 위암 사망률에서는 아키타 현이 높고 이와테 현이 매우 낮은 수치를 보이는 사실에 주목하여 연구를 시작했다.

그 결과 두 곳 모두 전형적인 농촌의 식사 패턴을 지키고 있지만, 이와테 현의 O마을에서는 채소 섭취가 많은 데 반해 아키타 현의 C마을에서는 쌀밥과 된장국, 청주, 채소절임의 섭취가 많으며 쌀에 편중된 식생활을 하고 있다는 사실을 알 수 있었다(그림 1-4 참조). 또 실제 식사와 똑같은 조리 식품으로 실시한 실험에서도 C마을이 발암 위험성이 높은 식사를 하고 있는 것으로 나타났다.

연구 결과에 따르면 양성화 식품을 조금씩 덜 먹고, 채소 위주의 음성화 식품을 섭취하면 위암을 예방할 수 있다고 한다.

가미야마 소장 연구팀은 나라 현 H마을, 가고시마 현 T마을에서도 똑같은 돌연변이원성 실험을 실시하여 그림 1-5와 같은 결과를 얻었다. 이런 사실에 비춰 나라 현의

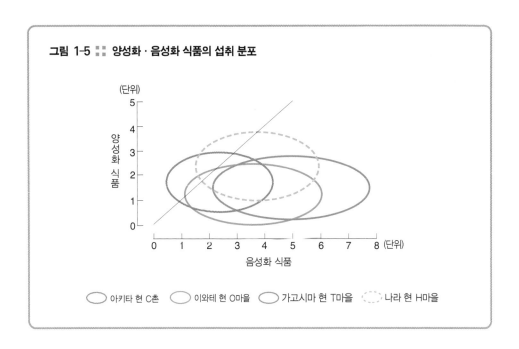

그림 1-5 ▪▪ 양성화 · 음성화 식품의 섭취 분포

(단위)

양성화 식품

음성화 식품

(단위)

○ 아키타 현 C촌   ○ 이와테 현 O마을   ○ 가고시마 현 T마을   ○ 나라 현 H마을

위암 발생률이 높은 원인은 양성화 식품의 과다 섭취 때문이라고 할 수 있을 것이다.

 이렇게 먹는 것이 point __ **조리와 섭취 방법에 따라 암 억제 효과 달라져**

우유는 음성화 식품군의 하나지만, 발암 억제 작용이 강하지는 않다. 그러나 우유를 이용한 요리에 채소를 다양하게 사용하면 암 억제 작용을 높이는 효과를 거둘 수 있다. 이처럼 개별 식품의 억제 작용이 그리 강하지 않더라도 다른 식품을 함께 사용하면 억제 효과가 높아지는 경우가 있다.

불고기나 생선구이는 강한 양성화 식품이지만 샐러드나 오이초무침 같은 채소를 곁들여 먹으면 오히려 변이원성을 억제하는 작용이 일어난다고 한다.

식품의 음성화 성분은 비교적 높은 열에 약하므로, 날것을 그대로 먹거나 샐러드로 만들어 먹는 것이 좋고 적은 양이라도 매일 먹는 것이 중요하다.

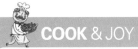
COOK & JOY

1인분
열량 : 117kcal
염분 : 0.9g

감자채와 당근채 볶음

●● **재료(2인분)**

감자 150g / 당근 50g / 대파 20g / 붉은 고추 약간 / 샐러드유 2작은술 / 조미료 A(간장 2작은술, 미림 1작은술) /
식초 1작은술 / 큰산파 2~3뿌리

1 감자를 약간 굵직하게 채썰어 놓는다.

2 당근은 ①보다 조금 가늘게 채썬다.

3 대파는 가늘게 채썬다. 붉은 고추는 잘게 썬다.

4 뜨거운 물에 ①과 ②를 넣고, 다시 끓으면 소
쿠리에 건져 물기를 완전히 뺀다.

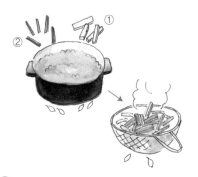

Tip

감자는 약간 굵게 채썰어 물에 담가 떫은맛을 우려내고
물기를 쫙 뺀다.

감자

5 달군 팬에 기름을 두르고 ③을 볶다가 ④도
넣어 함께 볶는다. 재료에 윤기가 돌면 조
미료 A로 간을 맞춘다. 식초는 맨 나중에
넣는다. 감자는 으깨지지 않도록 조심해서
볶는다.

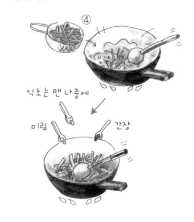

식초는 맨 나중에

미림   간장

6 큰산파를 잘게 썰어 섞는다.

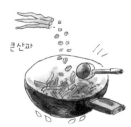

큰산파

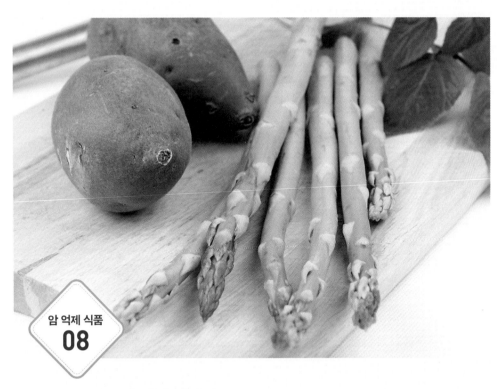

말리거나 기름에 튀겨 먹어라

채소 2(고구마, 그린아스파라거스)

고구마는 예전부터 우리 식탁에 자주 오르던 채소다. 반면 그린아스파라거스는 프랑스 요리나 이탈리아 요리에나 등장하다가 최근 들어 우리 식생활에서도 많이 이용되고 있다. 이들 채소는 인체 내에서 암을 억제하는 화학물질을 생산한다고 한다. 특히 열을 가한 고구마는 98.7퍼센트라는 매우 높은 암 억제율을 나타냈다.

연구자 _ 사마루 요시오   전문 분야 : 암 · 이식 · 세포성 면역 등

유리노키클리닉 원장. 1963년 신슈대학교 의학부 졸업. 1964년 도쿄대학교 전염병연구소(현, 도쿄대학교 의과학연구소) 외과. 1971년 의학박사. 1972년 동 연구원 조수. 1976년 강사 · 병동의장. 1994년 유리노키클리닉 개업.

친근한 채소 속의 암 억제 성분,
기름에 튀기면 효과 만점!

항암 성분 Key Point _ 녹황색 채소

 왜 암에 좋을까? _ **고구마의 암 억제율은 최대 98.7퍼센트**

　사마루 요시오 박사는 도쿄대학교 의과학연구소에서 암 병태에 관한 연구를 하던 강사 시절, 82종류의 채소를 가지고 항암 작용에 대한 실험을 했다.

　실험을 통해 열을 가한 고구마는 발암억제율 98.7퍼센트라는 놀라운 결과를 나타냈다(그림 1-6 참조). 그 외에도 70퍼센트를 넘는 강한 억제력을 보인 식품으로는 그린아스파라거스, −ECg(차의 성분), 파슬리, 가지, 셀러리(잎), 몽고산 버섯 등이 있다.

　70~51퍼센트로 중급 정도의 억제력을 보인 식품은 셀러리(줄기), 당근, 가지(열매), 비파나무(과육), 피망, −EGCg(차의 성분), 글리티론(감미료), 아스파르테임(칼로리가 낮은 인공감미료), −EGC(차의 성분), 스테비론F(감미료), 생강 등이다.

　또 억제력이 거의 없거나 아니면 반대로 촉진 작용을 한 식품은 토마토, −EC(차의 성분), 양파, 구연산(청량음료수의 재료나 의약품 따위에 쓰임), 테아닌(녹차의 성분), +C(차의 성분), 초산, 단호박, 흑초, 무, 양배추였고, 암 억제제로는 브레오마이신, 엔드키산 등이 있었다.

　사마루 박사는 실험 결과에 대해 종합적으로 다음과

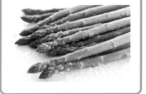

주요 영양소
(날것·먹을 수 있는 부위 100g당)

● 아스파라거스의 경우
단백질 2.6g
지방질 0.2g
식이섬유 1.8g
(채소 중에서는 비교적 단백질과
당질이 많은 편)

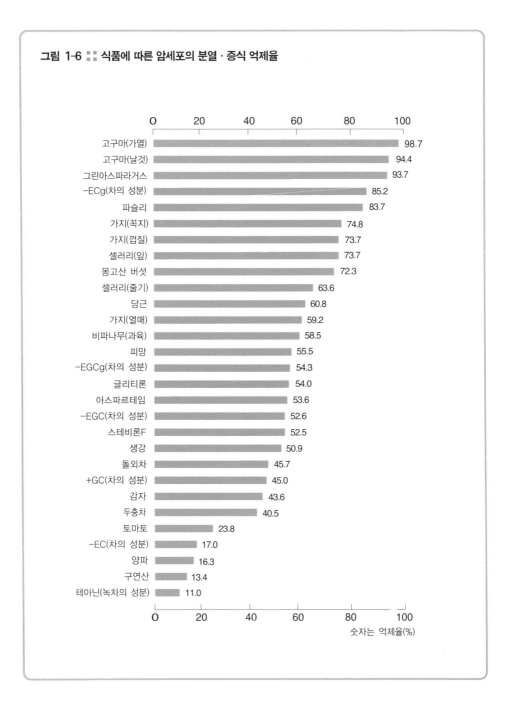

그림 1-6 ⠿ **식품에 따른 암세포의 분열 · 증식 억제율**

식품	억제율(%)
고구마(가열)	98.7
고구마(날것)	94.4
그린아스파라거스	93.7
-ECg(차의 성분)	85.2
파슬리	83.7
가지(꼭지)	74.8
가지(껍질)	73.7
셀러리(잎)	73.7
몽고산 버섯	72.3
셀러리(줄기)	63.6
당근	60.8
가지(열매)	59.2
비파나무(과육)	58.5
피망	55.5
-EGCg(차의 성분)	54.3
글리티론	54.0
아스파르테임	53.6
-EGC(차의 성분)	52.6
스테비론F	52.5
생강	50.9
돌외차	45.7
+GC(차의 성분)	45.0
감자	43.6
두충차	40.5
토마토	23.8
-EC(차의 성분)	17.0
양파	16.3
구연산	13.4
테아닌(녹차의 성분)	11.0

숫자는 억제율(%)

같은 의견을 내놓았다.

"발암을 억제하는 작용과 이미 생긴 암의 증식을 억제 또는 소멸시키는 작용을 똑같이 설명할 수는 없지만, 녹황색 채소가 암의 위험도를 현저히 낮춘다는 통계가 이번 실험 결과를 통해 지지를 얻게 되었다. 이들 채소 속에는 항암 작용과 관련된 여러 종류의 물질이 다른 식품보다 많이 포함되어 있다고 확신한다."

💡 이렇게 먹는 것이 point   **말리거나 기름에 튀겨 간식으로 즐긴다**

사마루 박사에 따르면, 유효 성분을 충분히 살리려면 채소를 건조시켜 분말 상태로 만들거나 기름에 튀기는 방법이 좋다고 한다.

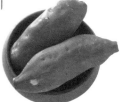

얇게 썰어 기름에 튀긴 채소들은 간식거리도 되고, 채소를 싫어하는 어린이도 아주 좋아한다. 단, 너무 많이 먹지 않도록 주의하자. 지나친 섭취는 비만의 지름길이다!

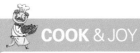
그린아스파라거스 샐러드

1인분
열량 : 66kcal
염분 : 0.5g

●●● 재료(2인분)

그린아스파라거스 120g / 양상추 40g / 방울토마토 40g / A(마요네즈 1큰술, 플레인 요구르트 1큰술, 소금 약간)

1 그린아스파라거스는 밑동의 딱딱한 부분을 잘라낸다. 껍질이 두꺼울 때에는 얇게 벗겨 냄비에 들어갈 만한 길이로 자른다.

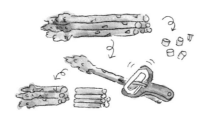

2 끓는 소금물에 ①의 뿌리 쪽부터 넣고, 1~2분이 지나면 오돌토돌 순이 나 있는 윗부분을 밀어 넣어 마저 데친다. 그런 다음 찬물에 담가 식히고, 체에 밭아 물기를 빼서 먹기 좋은 크기로 자른다.

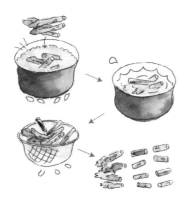

3 A를 잘 섞어서 요구르트마요네즈를 만든다.

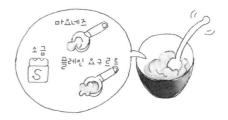

4 그릇에 양상추를 깔고, ②를 보기 좋게 담아 방울토마토를 얹은 다음 ③을 뿌린다.

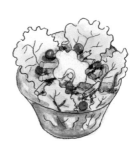

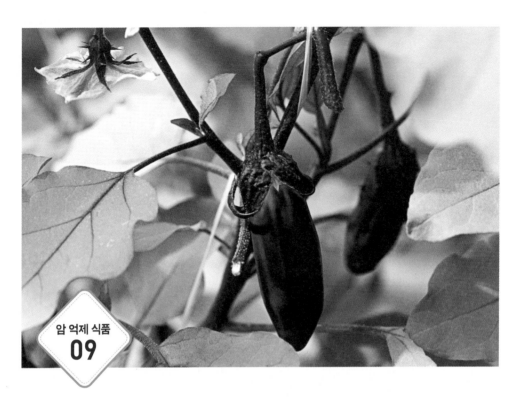

암 억제 식품
09

날것으로도, 가열해도 암 억제 효과가 좋다

가지

전국 각지에서 다양한 품종이 재배되고 있는 가지는 무침이나 튀김, 채소절임 등 여러 가지 형태로 식탁에 등장하곤 한다. 그런데 이 가지가 식품 중에서 가장 강력한 암 억제 효과를 발휘하며, 특히 가열한 뒤에도 80퍼센트 이상의 억제율을 나타낸다고 한다.

연구자 _ 시노하라 가즈키

독립행정법인 식품종합연구소 식품기능부 부장. 1967년 큐슈대학교 농학부 졸업. 1972년 동 대학교 농학연구과 박사 과정 수료(농학박사). 1980 ~1982년 미국 캘리포니아대학 샌디에이고캠퍼스 유학. 1997년 농림수산성 식품종합연구소 식품기능부 부장.

날것이든 가열하든
발암 억제율이 80퍼센트 이상

항암 성분 Key Point _ 고분자 단백질, 고분자 당단백질

 왜 암에 좋을까? ___ **가장 강력한 발암 억제 효과를 가진 가지**

암 예방에 매우 효과적이라 인정할 만한 것이 채소류다. 그중에서도 특히 가지와 브로콜리에는 강력한 발암 억제 효과가 있다고 한다.

시노하라 부장과 그 연구팀은 우리가 일상적으로 먹고 있는 채소와 과일들 중에서 16가지를 선별해서, 발암 억제 물질의 존재 여부를 밝히기 위한 연구에 뛰어들었다.

실험에는 채소 13종류와 과일 5종류가 이용됐다. 40퍼센트 에탄올(에틸알콜)을 이용해 이들의 성분을 추출하고, 그 성분들 중 비타민C와 시스테인 같은 저분자 성분을 제거한 다음 조정 처리를 거쳐 수용성 고분자화분을 만들었다. 그런 다음 돌연변이원성(발암성) 실험을 실시하여 강력한 발암물질(Tr-P-2)의 변이원성에 대한 억제 효과를 조사했다.

그 결과 실험한 모든 채소에서 발암 억제 효과가 확인되었고, 특히 가지는 82.5퍼센트라는 뛰어난 억제율을 나타냈다(표 1-1 참조).

별도의 실험에서도 이들 채소가 직접변이원물질●과 간접변이원물질●의 활성을 억제하는 등 발암물질에 대

주요 영양소
(날것 · 먹을 수 있는 부위 100g당)

단백질 1.1g
지방질 0.1g
식이섬유 2.2g
(수분과 당질은 많고
비타민류의 함유량은 약간 적음)

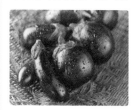

표 1-1 :: **채소 · 과일의 고분자 추출화분의 Trp-P-2 활성 억제 효과**

채소	억제율(%)	
	비가열	가열
가지	82.5	82.3
브로콜리	79.5	74.0
소송채*	77.6	75.7
시금치	76.7	74.2
오이	75.5	58.3
피망	73.0	52.0
우엉	67.8	64.6
무	48.3	39.3
토마토	46.1	26.8
양파	35.8	12.1
양배추	35.3	21.7
감자	25.3	12.3
당근	24.5	26.3
사과	58.0	35.4
핫사쿠*	50.4	53.2
여름감귤	20.0	14.4
핫사쿠 껍질	61.2	61.9
핫사쿠 속껍질	41.8	37.2

＊소송채 : 유채의 변종으로 겨울철 국거리에 쓰임. ＊핫사쿠 : 감귤류의 일종.

표 1-2 :: **3가지 채소의 발암물질 활성 억제율**

	각 변이원물질에 대한 억제율(%)		
	니트로소아민	AF-2	벤츠피렌
가지	29.5	59.4	76.4
브로콜리	26.9	14.7	40.8
시금치	21.4	8.0	40.8
	스테리그마토시스틴	아프라톡신B₁	Trp-P-1
가지	66.4	89.1	86.2
브로콜리	34.5	55.5	75.2
시금치	24.8	55.5	55.2

해서 폭넓은 억제 효과를 나타낸다는 사실을 알 수 있었다(표 1-2 참조).

연구팀은 또 썰어놓은 채소나 동결건조된 채소, 그리고 향신료를 이용한 고분자화분을 100℃에서 20분간 가열하여 실험을 했다. 여기서도 가지는 여전히 82.3퍼센트의 발암물질 활성 억제 효과를 보였고 브로콜리, 소송채, 시금치 역시 70퍼센트 이상이라는 높은 억제율을 나타냈다.

 이렇게 먹는 것이 point **날것으로도, 가열한 것으로도 변함없이 뛰어난 효과**

요리를 한 때는 보통 찌거나 볶는 경우가 많은데, 조리 방법에 따라 발암 억제 효과가 달라지지 않는다는 것은 다행스런 일이다.

채소는 날것을 그대로 먹거나 또는 무침이나 찜으로, 조리 방법을 바꿔가며 많이 섭취하는 것이 암 예방을 위해 중요하다.

그중 가지를 고를 때는 전체적으로 팽팽하고 윤기가 돌며, 꼭지의 단면이 싱싱한지 확인하는 것이 좋다. 신선한 것은 꼭지에 있는 가시를 만지면 따끔하게 찌르는 느낌이 든다. 냉장 보존은 하되, 보존 온도가 5℃ 이하가 되지 않도록 주의하자.

● 직접변이원물질 : 생체 내에서 대사 과정을 통하지 않고 직접 염색체 DNA에 손상을 입히는 물질. 대표적인 것으로 알킬화제나 AF-2 등이 있다.

● 간접변이원물질 ; 그 자체로서는 활성이 없지만, 생체 내에서 대사되고 활성되어 DNA에 손상을 입히는 물질. 대표적인 것으로 벤츠피렌, 아프라톡신, Trp-P-2 등이 있다.

가지 무침

1인분
열량 : 32kcal
염분 : 0.7g

●● **재료(2인분)**

가지 2개(160g) / 대파 10g / 붉은 고추 약간 / 생강 약간 / A(간장 2작은술, 식초 1작은술, 다시 1작은술,
참기름 1/2작은술)

1 가지는 꼭지를 떼고 김이 오르는 찜통에서
8~12분간 찐다. 젓가락으로 찔러봐서 물렀으
면 꺼내 식힌다.

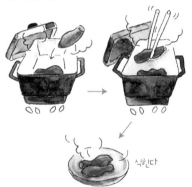

식힌다

3 ①을 나무젓가락이나 손으로 가늘게 찢는다.

4 ③에 ②의 양념장을 넣어 무친다.

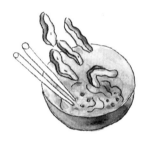

2 생강, 붉은 고추를 잘게 썰어, A의 조미료와
혼합하여 양념장을 만든다.

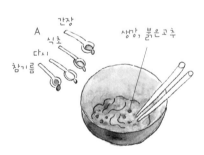

간장
A
식초
다시
참기름

생강, 붉은 고추

Tip

꼭지를 따면 바로 물(또는 소금물)에 5분 정도 담가 아린
맛을 우려낸다.

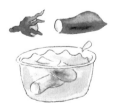

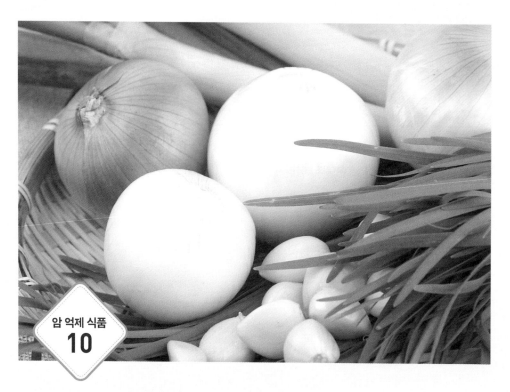

암 억제 식품
10

가열하거나 조리해야 항암 성분이 만들어진다

파 종류

독특한 향과 매운맛 때문에 꺼려지는 양파, 파, 부추, 마늘, 락교. 그런데 그 냄새의 성분에 암 예방 효과가 있다는 연구 결과가 발표되었다. 날것을 그대로 먹는 것보다는 자르거나 기름에 조리해서 먹는 것이 그 성분의 활성화를 돕는다고 한다.

연구자 _ 니시노 호요쿠 전문 분야 종양생화학

교토부립의과대학 생화학교실 교수. 1970년 교토부립대학교 의과대학 졸업. 1974년 동 대학원 박사과정 수료 후, 동 대학 생화학교실 입실. 1976~1978년 미국 하버드대학교 의학부 유학. 1993~1995년 국립암센터연구소 암예방연구부 부장.

냄새 성분인 함유화합물이
발암 촉진 물질의 작용을 억제

항암 성분 Key Point _ 함유화합물(디아릴펜타설파이드, 아호엔), 플라보노이드류(퀘르세틴 등),
스테로이드류, 아리키신

 왜 암에 좋을까? _ **파의 함유 화합물이 피부암 억제 효과 발휘**

양파, 파, 부추, 마늘, 락교 같은 파류의 채소에는 함유 화합물(유황을 함유한 물질)이
풍부한데, 이것이 독특한 향과 매운맛을 내는 자극 성분이다.

니시노 교수는 이 함유 화합물의 발암 억제 효과를 조사했다.

함유 화합물에는 여러 가지 종류가 있는데, 숙성시킨 마늘에 들어있는 함유 화합물
의 일종인 디아릴펜타설파이드가 실험용 쥐의 피부암을 억제한다는 사실을 알게 되었
다(그림 1-7 참조).

마늘을 잘랐을 때 생성되는 아호엔도 함유 화합물의 하나로, 그 강한 항산화 작용이
암 예방에 도움이 될 것으로 기대되고 있다. 또 마늘을 장기 보존하면 아리키신이라는
성분을 배출하는데 이 역시 발암 억제 작용을 한다.

그 밖에도 양파, 특히 자주색 양파에는 퀘르세틴이라는 플라보노이드류의 성분이
풍부하고, 락교에는 여러 종류의 플라보노이드류와 스테로이드류가 들어있다. 이 성
분들 역시 발암 촉진 물질의 작용을 억제한다는 것이 많은 실험을 통해 밝혀졌다.

니시노 교수는 다양한 데이터를 종합해볼 때, 파 종류가 발암 촉진 물질의 작용을
억제할 뿐만 아니라 암이 발생하는 모든 과정에서 억제 작용을 하는 것으로 보인다고
말했다.

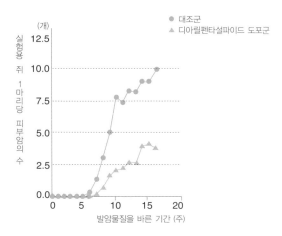

그림 1-7 ▞▞ 디아릴펜타설파이드의 발암 억제 효과

실험용 쥐의 등에 DMBA*와 TPA**를 바른다. TPA를 바르기 전에 마늘 특유의 성분인 디아릴펜타설파이드를 바른 그룹에서는 피부암의 발생 개수가 감소하였다.

*DMBA : 발암물질의 일종 **TPA : 발암 촉진 물질의 일종

 이렇게 먹는 것이 point _ **다지거나 가열하면 나타나는 함유 화합물**

　사실 생마늘에는 디아릴펜타설파이드가 없다. 마늘을 장기 보존하거나 자르고 다졌을 때, 마늘이 지닌 효소에 의해 알리신이 만들어지고, 알리신이 공기와 접촉을 하면서 생성되는 것이다. 또 기름과 함께 가열하면 가장 짧은 시간에 유효 성분을 생성시킬 수 있다.

　디아릴펜타설파이드는 휘발성이 강하고 기름에 잘 녹는 성질이 있는데, 특히 100℃ 전후의 기름에 잘 녹는다. 아호엔도 마늘을 자르거나 갈아 저온의 기름에서 가열했을 때에만 생성된다. 아리키신과 퀘르세틴도 함유 화합물과 마찬가지로 지용성이다. 하

지만 너무 오래 열을 가하면 유효 성분들이 감소한다는 사실을 기억하자.

양파나 파, 마늘, 락교, 부추는 어느 것이나 다 냄새가 신경쓰이게 마련이다. 그러나 그 냄새야말로 암 예방에 높은 효과를 나타내는 성분들이다. 요즘에는 1년 내내 접할 수 있는 채소이므로 가급적 기름과 잘 조화시켜서 자주 섭취하도록 하자.

마늘은 가열하거나 장아찌로

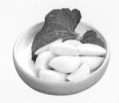

마늘이 좋다하여 무턱대고 날것으로 먹으면 위장 장애를 일으킬 염려가 있다. 마늘은 잘라서 가열해 먹거나 아니면 생마늘을 간장에 담가 숙성시켜서 먹는 것이 좋다.

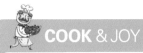

닭고기 파채 무침

1인분
열량 : 34kcal
염분 : 1.1g

●●● **재료(2인분)**

대파 50g / 닭가슴살 30g / 소금 약간 / 순무 15g / 참기름 1/2작은술

1 닭가슴살은 소금을 뿌려 찐 다음, 식혀서 잘
게 찢는다.

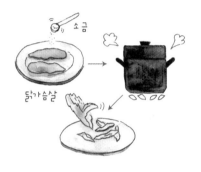

3 순무는 가늘게 채썬다.

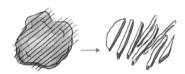

2 대파는 4cm 길이로 잘라 칼집을 넣고, 하얀
껍질부분을 벗겨내 잘게 채썬다. 물에 담가
사각사각해지면 물기를 뺀다.

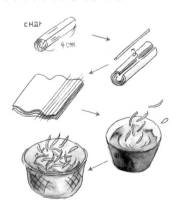

4 ①~③을 섞고, 참기름을 넣어 무친다. 순무
의 짠 정도에 따라 소금으로 간을 맞춘다.

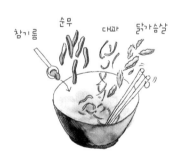

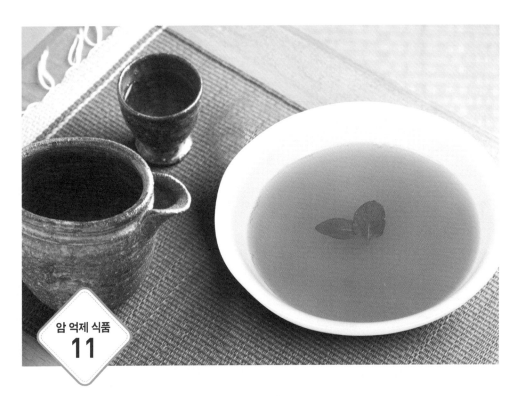

항암 성분은 채소를 끓여낸 국물에 있다

야채수프

야채 속에 들어있는 비타민의 파괴를 막기 위해서 지금까지는 '채소는 생으로 먹는 것이 좋다'고 권장해 왔다. 그러나 채소에 함유된 발암 억제 물질은 가열해야 비로소 세포 밖으로 녹아 나온다. 또한 그 효과는 생채소의 10~100배로 매우 높다는 사실도 밝혀졌다.

연구자 _ 마에다 히로시 전문 분야 : 미생물학 · 종양학 · 생화학

구마모토대학 의학부 교수. 1962년 도호쿠대학교 식량화학과 졸업. 1964년 캘리포니아대학교 대학원 석사과정 수료. 1968년 도호쿠대학 대학원 박사과정 수료(의학박사, 농학박사). 일본암학회 · 일본생화학학회 · 일본세균학회 회원 (2003년 총회장), 국제NO학회 회장.

채소는 날것보다
수프로 먹어야 효과 높다

항암 성분 Key Point _ 폴리페놀, 카테킨, 플라보노이드 등

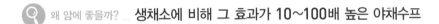

왜 암에 좋을까? **생채소에 비해 그 효과가 10~100배 높은 야채수프**

마에다 교수 연구팀은 세포의 암화를 촉진하는 과산화지질 라디컬●을 시험관 속에서 만들어 채소의 암 억제 효력을 살피는 실험을 했다.

그 결과, 녹색 채소가 연한 색깔의 채소보다 활성산소 억제 효과가 강하고, 또한 날 것보다 수프가 10~100배나 그 작용이 강하다는 사실을 확인했다(그림 1-8 참조).

더욱 놀라운 것은 그 효력의 80~90퍼센트가 채소보다는 채소를 끓여낸 국물(수프) 쪽에 들어있다는 사실이다. 연한 색깔의 채소 중에서는 숙주나물, 토란, 고구마, 감자 등이 비교적 억제 효과가 높았다.

또 같은 양배추라도 가장 바깥쪽의 잎은 안쪽의 황백색 잎보다 10~50배의 활성산소 억제 효과가 있었다. 또한 자외선(햇빛)을 차단시켜 재배한 가지나 그 외 연한 색

주요 영양소
(날것·먹을 수 있는 부위 100g당)

● 당근(껍질이 있는)의 경우
단백질 0.6g
지방질 0.1g
식이섬유 2.7g

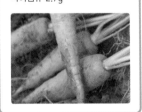

● 과산화지질 라디컬 : 혈액의 적혈구 속에 있는 헤모글로빈의 구성 물질인 헴이 체내에서 과산화지질(산화한 지방)과 접촉(반응)하면 형성된다. 발암에 영향을 미치는 것으로 생각되는 프리라디컬의 하나.

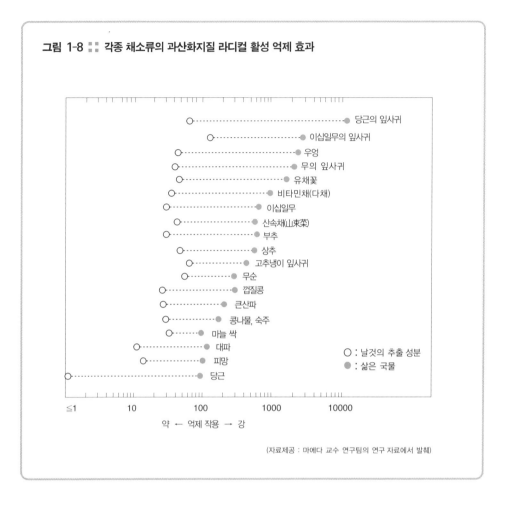

그림 1-8 ▪▪ **각종 채소류의 과산화지질 라디컬 활성 억제 효과**

당근의 잎사귀
이십일무의 잎사귀
우엉
무의 잎사귀
유채꽃
비타민채(다채)
이십일무
산속채(山束菜)
부추
상추
고추냉이 잎사귀
무순
껍질콩
큰산파
콩나물, 숙주
마늘 싹
대파
피망
당근

○ : 날것의 추출 성분
● : 삶은 국물

≤1   10   100   1000   10000

약 ← 억제 작용 → 강

(자료제공 : 마에다 교수 연구팀의 연구 자료에서 발췌)

깔의 채소에서는 활성산소 억제력 수치가 매우 낮았고, 햇빛을 많이 받고 자란 무나 당근의 잎에서는 훨씬 높은 수치가 나왔다. 이는 햇빛을 많이 받은 채소가 항산화 물질과 프리라디컬 중화 물질이 풍부하다는 것을 의미한다.

항산화 물질이란 활성산소를 없애거나 중화(무독화)시키는 물질을 말한다. 이들 항산화 물질은 채소의 셀룰로오스(섬유소, 다당류의 하나)로 이루어진 세포 속에 있으며, 열을 가해야만 세포 바깥으로 나와 녹기 시작한다. 채소에는 비타민C · E · K, 카로틴과 엽산도 들어있는데 이들도 중요한 영양소다. 이 영양소들은 대부분 열에 약한데, 채소를 통째로 가열한다고 해도 가열 시간이 짧으면 이들 성분은 안정적인 상태로 있기 때문에 잘 분해되지 않는다.

 이렇게 먹는 것이 point __ **채소와 국물을 먹을 수 있는 된장국, 수프가 효과 만점**

'채소는 열을 가하면 비타민류가 파괴된다'는 말은 실험 내용 중의 일부 데이터를 잘못 해석한 것으로, 보통 채소를 샐러드처럼 날로 먹도록 권장하고 있지만 암 억제 효과를 높이기 위해서는 가열하여 그 국물을 마시는 것이 더욱 좋다는 것이 마에다 교수의 견해다.

무나 당근의 잎사귀를 넣고 끓인 수프 종류는 건더기와 함께 국물도 꼭 먹도록 하자. 감자나 당근을 걸쭉하게 끓인 수프, 건더기가 많은 야채죽 등도 좋다.

COOK & JOY

1인분
열량 : 39kcal
염분 : 1.2g

야채수프

●● 재료(2인분)

돼지 넓적다리살(얇게 저민 것) 30g / 무 80g / 당근 20g / 목이버섯(말린 것) 2~3개 / 부추 30g /
조미료 A(생강 약간, 붉은 고추 약간, 콩소메 1/4작은술, 물 2컵)/ 소금 1/3작은술 / 간장 1/3작은술 / 고추장 약간

1 무, 당근은 긴 직사각형 모양으로 가늘게 채
썬다.

2 돼지고기는 가늘게 썬다.

3 조미료 A를 따뜻하게 데워 ①, ②를 넣고,
한차례 끓인 다음 거품을 걷어내고 5~6분
간 더 끓인다.

4 가늘게 채썬 목이버섯과 3cm 길이로 자른
부추를 넣고, 소금과 간장으로 간을 맞춘다.
기호에 따라서는 고추장을 넣기도 한다.

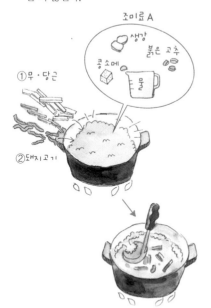

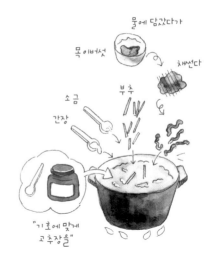

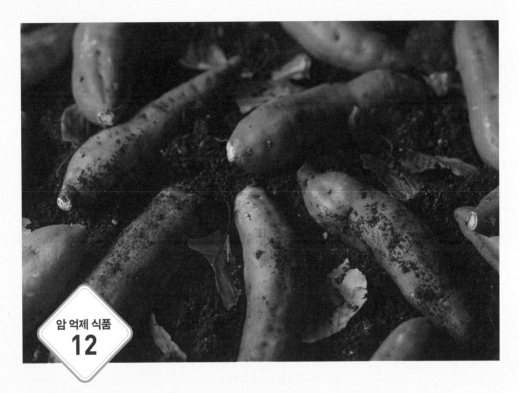

체내에 들어오는 발암물질을 배설시킨다

고구마

갓 쪄내 김이 모락모락 피어오르는 고구마. 껍질을 벗겼을 때 드러나는 말랑말랑하고 샛노란 속의 달콤한 맛은 여느 과일 부럽지 않은 풍미가 느껴진다. 달콤하고 부드러운 맛은 기본이고 섬유질이 풍부하여 체내에 들어오는 발암물질을 흡착, 배설하는 효과가 탁월하다. 간식은 물론 주식으로도 부담없이 즐길 수 있는 먹거리 가운데 하나다.

> **연구자 _ 미찌오카 오사무**
>
> 쇼케이여학원 단기대학 생활과학과 교수. 1971년 도호쿠대학 의학부 약학과 졸업. 같은 해 아키타대학 의학부 조수. 1980년 아사히 학술장려상. 1984년 의학박사. 1986~1988년 미국국립위생연구소(NIH) 유학. 아키타대학 의학부 위생학 강사를 거쳐 1994년 같은 과 조교수.

불고기 등에 고구마를 곁들이면 유해 물질 배설

항암 성분 Key Point _ 강글리오시드

 왜 암에 좋을까? **고구마즙이 암세포의 증식을 5분의 1로 떨어뜨려**

미찌오카 교수는 가고시마 현 지역을 조사한 결과, 그곳에서는 고구마의 소비량이 매우 많은데 그중에서 가와우치 시 일대에서는 암에 의한 사망률이 낮다는 사실을 알아냈다.

이를 바탕으로 고구마의 암 억제에 대한 실험에 착수한 결과, 고구마에 함유된 식이섬유에는 이미 섭취한 발암물질과 장암의 원인으로 보이는 담즙 노폐물을 체외로 내보내, 암세포의 발생을 억제하는 효과가 있다는 사실을 밝혀냈다.

주요 영양소
(날것·먹을 수 있는 부위 100g당)

단백질 1.2g
지방질 0.2g
식이섬유 2.3g
(주성분은 전분질)

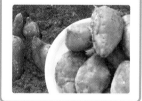

고구마의 즙에 관한 실험에서는 고구마즙 성분을 투여한 쪽이 대조군에 비해 암세포의 증식이 5분의 1 이하로 억제되었다.

그뿐 아니라 암세포는 진행이 되면 분열을 반복하면서 작아지는데, 고구마즙 성분을 투여한 것은 세포 자체가 커지면서 정상 세포의 모양으로 돌아왔다.

미찌오카 교수는 연구에 더욱 박차를 가해 즙의 성분을 분석하고 실험한 결과, 즙에 함유된 강글리오시드라는 물질이 암세포의 증식을 억제한다는 사실을 알

그림 1-9 ▪▪ **고구마에 들어있는 강글리오시드가 암세포의 증식을 억제한다**

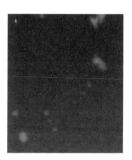

선명한 형광현상. 아포토시스가
유도되었음을 보여주고 있다.

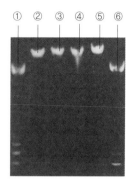

① ② ③ ④ ⑤ ⑥

①, ⑥ 표준 길이의 DNA
② 생리식염수 투여
③ 고구마즙 투여
④ 고구마즙의 강글리오시드 투여
⑤ 아무것도 첨가하지 않은 것

사진 설명 : 쥐의 백혈병 세포에 강글리오시드를 첨가한 후 DNA를 추출하여 형광염색한 것. 이 중 오른쪽 사진
④에서 아포토시스 유도의 특징인 DNA 꼬리 부분이 관찰된다.

수 있었다. 강글리오시드는 열이나 빛에 무척 강해 찌거나 구워도 암 억제 효과가 없
어지지 않는다.

또 고구마에 들어있는 강글리오시드가 암세포의 증식을 억제할 때, 아포토시스●의
유도가 관련되어 있다는 사실을 미찌오카 교수 연구팀과 도호쿠약학대학 암연구소의
공동 연구에서 확인했다(그림 1-9 참조).

● 아포토시스(세포의 자멸) : 올챙이가 자라 개구리가 되면서 차츰 꼬리가 없어지듯 세포가 자연스럽게 소멸하는 것을
뜻한다. 반대되는 말은 '네크로시스'인데 화상, 독극물 등 외적 자극에 의해 일어나는 세포의 죽음, 즉 사고사를 의
미한다.

흡착력 강한 섬유질이 발암물질 배출

한편 즙을 짜내고 남은 고구마의 찌꺼기에 관한 실험도 실시하였는데 섬유질 덩어리라고 말할 수 있는 고구마의 찌꺼기가 발암성 물질을 모두 흡수하여 몸 안에 남기지 않고 배설시킨다는 사실이 확인되었다.

고구마의 식이섬유는 다른 식품의 식이섬유보다 훨씬 강한 흡착력을 갖고 있다. 발암성 물질뿐 아니라 콜레스테롤이나 지방까지 흡착하기 때문에 고구마 찌꺼기는 다이어트 식품으로도 효과가 높다고 할 수 있다.

 이렇게 먹는 것이 point _ **군고구마로 먹으면 섬유질이 풍부해져 한층 효과적**

"군고구마로 만들어 수분을 증발시키면 섬유질이 응축되기 때문에 자연스럽게 가스가 많이 배출된다. 그만큼 유해한 물질이 장내에 머무는 시간이 짧아진다는 것이다. 그래서 자연스럽게 장암이나 위암, 유방암, 자궁암 같은 병을 예방할 수 있다."라고 미찌오카 교수는 설명했다.

불고기나 생선구이를 먹을 때에는 약 500그램 정도의 군고구마를 곁들여 먹자. 고구마를 한입에 들어갈 정도로 작게 썰어 불고기와 함께 구워 먹어도 좋다.

고구마는 전체적으로 고른 색을 띠고 끝이 뾰족하면서 원기둥 모양인 것이 좋다. 고구마는 추위에 약하므로 냉장 보존은 금물, 신문지에 싸서 햇볕이 들지 않는 상온에 보관한다. 비닐봉투에 넣어두면 썩기 쉬우므로 주의하자.

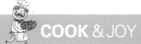

무즙에 버무린 고구마 튀김

1인분
열량 : 152kcal
염분 : 0.6g

●● **재료(2인분)**

고구마 150g / 샐러드유 2작은술 / 무 150g / 무순 10g / A(식초 1큰술, 소금 1/5작은술, 다시 1큰술)

1 고구마는 1cm 크기로 깍둑썰고, 물에 담갔다가 물기를 뺀 다음 수분을 닦아낸다.

4 무는 강판에 갈아 물기를 따라 없애고, A와 섞는다.

2 기름을 160℃로 달궈 ①을 넣고 튀긴다.

5 ②와 ③을 ④로 무친다.

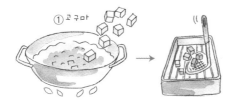

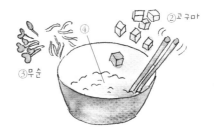

3 무순은 뜨거운 물에 데쳐 2cm 길이로 자른다.

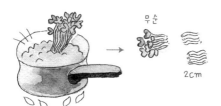

Tip

고구마의 단맛의 근원인 효소(아밀라아제)는 가열 시간이 길수록 활성화되어 단맛이 강해진다. 삶거나 찔 때에는 물에서 가열하고, 구울 때에는 약한 불에서 오랫동안 굽는 것이 맛있게 먹는 방법이다.

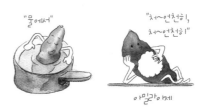

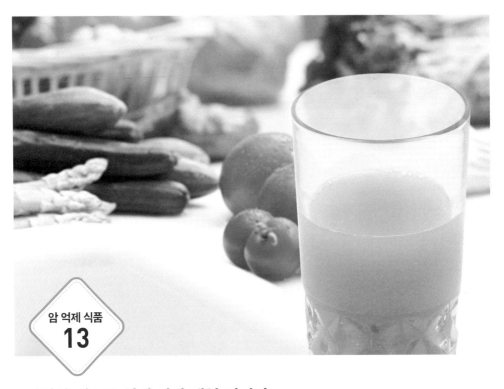

다양한 채소를 함께 갈아 매일 마셔라

야채 즙

대부분의 채소에는 체내의 면역 기구인 백혈구의 질을 높이고 강화시키는 효과가 있다. 예전에는 그런 효과가 녹황색 채소에만 있는 것으로 알려졌지만, 최근에는 무나 양배추 같은 연한 색깔의 채소에도 있다는 사실이 밝혀졌다. 채소를 즙으로 만들어 먹으면 한번에 많이 섭취할 수 있어 건강에 더욱 좋다.

연구자 _ 야마자키 마사토시   전문 분야 : 종양면역학

데이쿄대학교 약학부 교수. 1976년 도쿄대학교 약학계 대학원 수료(약학박사). 1978~1979년 미국 국립암연구소 객원 연구원. 1980년 데이쿄대학교 약학부 조교수.

연한 색깔의 채소 주스나 수프로도
암 억제 효과 충분

항암 성분 Key Point _ 종양괴사인자(TNF)

 왜 암에 좋을까? __ **백혈구의 기능을 강화해 암세포를 사멸시킨다**

정상 세포가 암으로 발전하기까지는 변이 세포에서 암세포로 이행하고, 분열·증식하는 등 여러 단계를 거쳐야 한다. 따라서 암의 발병을 막으려면 이런 과정의 어딘가를 차단해버리면 된다고 생각해 왔다. 그렇지만 야마자키 교수와 연구팀은 암세포를 죽여서 제거하는 새로운 방법을 보여주었다.

그 기능을 좌우하는 것이 체내의 면역 기구인 백혈구다. 백혈구에는 림프구와 식세포가 있는데, 모두 세균과 바이러스, 그리고 암세포와 싸워 사멸시키거나 체내에 들어온 이물질(항원)에 대해 항체를 만들어내는 등 우리 몸을 지키는 활동을 한다. 만일 면역 기구가 활동을 멈추게 되면 우리는 사소한 감염 따위로 죽을 수도 있다.

최근에 백혈구의 이와 같은 기능을 담당하는 중심 물질이 미량의 사이토카인이라는 사실을 알게 되었다.

사이토카인에는 여러 종류가 있는데 그중 하나가 종양괴사인자(TNF)이다. 이 종양괴사인자야말로 암세포(종양)를 죽이는 물질이다. 다시 말해 이 종양괴사인자를

> **주요 영양소**
> (날것·먹을 수 있는 부위 100g당)
>
> ● 무의 경우
> 단백질 2.2g
> 지방질 0.1g
> 식이섬유 4.0g
> (비타민C가 풍부하고, 전분 분해
> 효소인 아밀라아제가 많이 함유
> 되어 있다)
>
>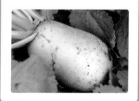

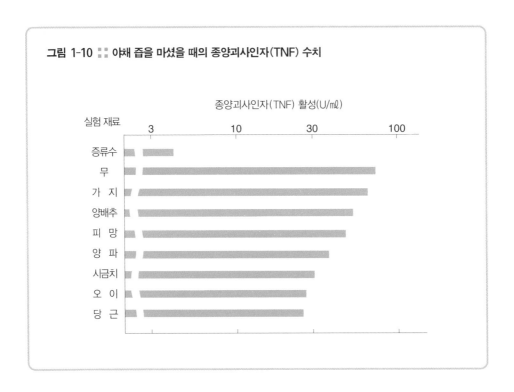

그림 1-10 :: 야채 즙을 마셨을 때의 종양괴사인자(TNF) 수치

많이 만드는 백혈구는 암세포를 사멸시키는 기능도 강하다는 뜻이다.

채소에는 면역 기능을 강화시키는 힘이 있다

야마자키 교수는 약학을 전공하면서 암세포를 죽이는 '종양 면역'에 대한 연구를 오랫동안 지속해 왔다. 그러던 중 이 분야의 한 연구 결과에 주목하게 되었다. '매일 채소를 먹는 사람은 먹지 않는 사람에 비해 암에 걸릴 위험성이 모든 연령층에서 80퍼센트 정도로 떨어졌고, 59세 이하에서는 반으로 줄었다'는 내용이었다.

그래서 야마자키 교수 연구팀은 여러 가지 야채 즙을 실험용 쥐에게 주고, 백혈구의 증강력을 살펴보았다.

그 결과, 증류수를 마시게 한 실험용 쥐의 종양괴사인자 활성은 약 5로 나타난 데 반

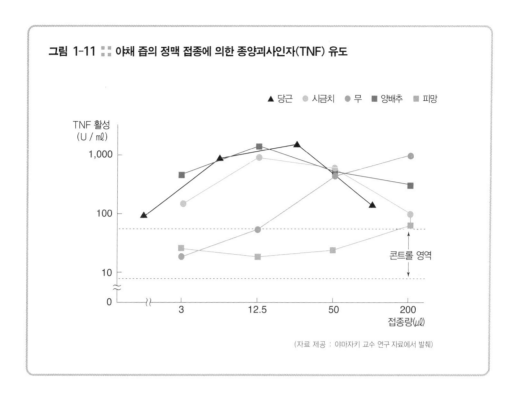

그림 1-11 :: 야채 즙의 정맥 접종에 의한 종양괴사인자(TNF) 유도

▲ 당근　● 시금치　● 무　■ 양배추　■ 피망

TNF 활성
(U / ㎖)

1,000

100

10

0

3　　12.5　　50　　200
접종량(㎕)

콘트롤 영역

(자료 제공 : 야마자키 교수 연구 자료에서 발췌)

해 무, 가지, 양배추의 즙을 마시게 한 쥐는 약 50으로 나타났다(그림 1-10 참조). 대략 10배 가량의 백혈구 증강력을 보여준 것이다.

더욱 놀라운 사실은 이 야채 즙을 실험용 쥐에게 주사한 결과, 종양괴사인자의 활성치가 1000까지 상승한 것이다(그림 1-11 참조). 야채 즙 3마이크로리터를 주사했을 때는 항암제와 비슷한 효과를 나타낸다는 사실도 알게 되었다.

이 실험을 통해 채소를 많이 먹으면 암을 죽일 수 있는 힘을 가진 백혈구의 기능이 활성화된다는 것을 알 수 있었다. 또 하나 흥미로운 점은 카로틴이 많이 함유된 녹황색 채소의 다양한 효용은 익히 알려져 있지만, 무나 양배추 같은 연한 색깔의 채소도 암 억제에 효과가 있다는 사실이다.

이렇게 먹는 것이 point ___ **다양한 채소를 한번에 섭취하는 야채 즙이 안성맞춤**

백혈구를 강화시키는 채소의 효능은 날것이든 삶은 것이든 같다. 그러나 생채소는 부피가 커서 많이 먹기에는 아무래도 무리가 있다. 이럴 때는 조리를 하거나 믹서기에 갈아 주스로 만들면 부피가 줄어들어 많이 섭취할 수 있다. 한번에 다양하게 대량으로 섭취할 수 있는 혼합 야채 즙은 그야말로 제격이다.

채소를 매일 균형있게 섭취하면 백혈구의 기능이 좋아져 암뿐 아니라 고혈압이나 당뇨병, 동맥경화와 같은 생활습관병에서도 좋은 효과를 얻을 수 있다.

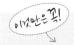

채소에도 궁합이 있다

오이와 당근에는 비타민C 파괴 효소인 아스코르비나제가 들어있다. 따라서 다른 채소와 함께 먹지 않는 것이 좋다. 꼭 같이 먹고 싶다면 오이에 식초나 레몬즙을 조금 넣으면 아 스코르비나제의 활동을 억제할 수 있다. 그런데 당근은 약간 다르다. 식초를 넣으면 비타 민C의 손실을 막을 수는 있지만, 당근의 베타카로틴을 파괴하므로 좋지 않다. 따라서 당 근에 함유된 아스코르비나제의 활동을 억제하려면 익혀서 먹는 것이 좋다.

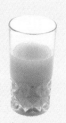

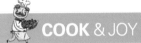

바지락 야채수프

1인분
열량 : 46kcal
염분 : 1.3g

●● **재료(2인분)**

무 40g / 양파 40g / 양배추 40g / 당근 20g / 꼬투리째 먹는 청대 완두 10g / 바지락(껍질 붙은 것) 80g
샐러드유 1작은술 / 조미료 A(콩소메 1/2작은술, 물 2컵)/ 소금 1/6작은술 / 후추 약간

1 양파는 얇게 썬다.

2 당근, 무, 양배추는 채썰기를 한다.

3 청대 완두는 심줄을 떼어내 삶은 후 어슷
썰기를 한다.

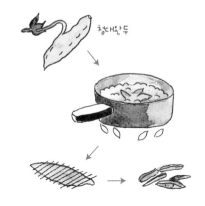

4 달군 냄비에 기름을 두르고, ①을 볶는다.

5 부들부들해지면 ②를 넣고 볶은 다음, A를
넣고 삶는다. 부글부글 끓어오르면 불을 줄
이고, 12~13분 더 삶다가 바지락을 넣는다.

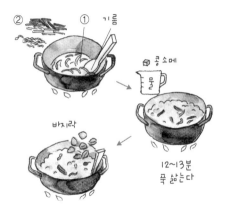

6 바지락이 입을 벌리면 소금과 후추로 간을
맞추고 ③을 넣는다.

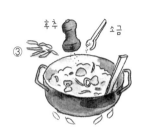

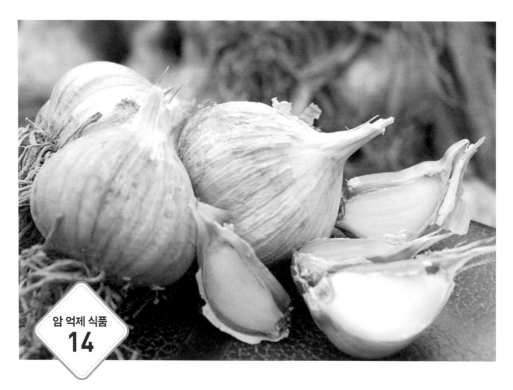

일본에서는 의약품 원료로써 40년 이상 사용되어 왔다

마늘

고대 이집트인들은 피라미드를 건설할 당시 마늘을 즐겨 먹었다고 한다. 그만큼 마늘은 오래 전부터 강장 식품으로 사랑받아 왔다. 몇 년 전 미국의 국립암연구소에서는 5년간 항암 성분이 함유된 식품 48가지를 선정하여 그 효능을 연구했다. 그 결과 마늘을 항암 효과가 가장 탁월한 것으로 꼽았다. 마늘의 강하고 역한 냄새 때문에 기피하던 사람들도 이제는 건강을 위해 적극적으로 먹고 있다.

연구자 _ 스미 신이치로

와쿠나가제약(주) 헬스케어 개발부 부장. 1977년 야마구치대학교 대학원 농학연구과 수료. 같은 해 와쿠나가제약 입사. 1987년 약학박사(큐슈대학교). 1991년 와쿠나가제약(주) 바이오연구소 제1연구실 실장. 1999년 동사 헬스케어연구소 부소장. 일본식물세포분자생물학회 기술상 수상.

마늘은 날것보다 볶아서 먹으면
암 예방 효과 높다

항암 성분 Key Point _ S-아릴시스테인, 디아릴설파이드

 왜 암에 좋을까? 여러 연구와 실험으로 입증된 항암 효과

마늘의 항종양 작용이 최초로 보고된 것은 1957년이고, 동물을 이용한 화학 발암 실험은 1983년 최초로 보고되었다. 이후 마늘 추출액과 마늘에 함유되어 있는 황화합물의 종양 세포 증식 억제 효과와 이식 종양에 대한 항종양 효과, 화학 발암 동물표본을 이용한 예방 효과 등이 연이어 쏟아졌다. 또한 유방암에 대한 발암 예방 효과도 보고되었다(표 1-3 참조).

지금까지의 연구 결과로 밝혀진 사실은 아릴설파이드류를 주성분으로 하는 마늘기름이 실험용 쥐의 피부암을 억제하고, 마늘을 그대로 먹을 때는 대장암 발생을 억제

> **주요 영양소**
> (날것 · 먹을 수 있는 부위 100g당)
>
> 칼륨 530mg
> 비타민B$_1$ 0.19mg
> 비타민B$_6$ 1.50mg

표 1-3 ∷ 마늘 성분과 유방암 관련 실험

처리	종양 발생률(%)	전체 종양 수(개)	쥐 1마리당 종양 수(개)
대조군	81.0	26	1.5
숙성 마늘 추출액	19.0	5	1.2
S-아릴시스테인	47.6	17	1.7
디아릴설파이드	38.1	9	1.1

하며, 건조된 마늘분말은 종양의 발생을 억제한다는 것이었다. 여기에 또다시 마늘이 생체 내에서 활성산소●와 라디컬을 없애는 데 관여해 암 예방에 기여하고 있다는 새로운 연구 성과가 발표되었다.

마늘은 S-아릴시스테인을 비롯한 수용성 황화합물과 다른 종류의 항산화 물질을 특징적인 성분으로 함유하고 있으며, 일본에서는 의약품 원료로써 40년 이상 사용되어 왔다.

스미 박사 연구팀은 간 중기 발암 실험법을 이용하여, 숙성 마늘 추출액의 암 예방 효과를 검토한 끝에, 전암(前癌)으로 발전되는 것을 억제하는 방법을 밝혀냈다.

미국 국립암연구소의 연구에 따르면, 위암이나 위궤양의 원인으로 보이는 파일로리균●의 증식을 마늘 성분이 억제한다고 한다. 아울러 미국 국립암연구소와 중국 북경암연구소의 공동 연구에서는 역학조사를 통해 1년간 마늘을 1.5킬로그램 이상 먹은 사람이 거의 먹지 않은(0.1킬로그램 미만) 사람에 비해 위암 발생률이 약 절반으로 감소되었다는 연구 결과가 나왔다.

이렇게 먹는 것이 point   생마늘보다 기름에 볶거나 소주에 담가 먹는다

마늘 성분 중에서 암 억제 작용이 강한 아릴설파이드류와 S-아릴시스테인을 효과적으로 섭취할 수 있는 조리법은 기름을 넣고 볶는 것이다. 기름 속에서 가열하면 아릴설파이드류가 증가하므로 마늘 속에 있는 성분들의 항암 효과를 높일 수 있다. 단, 너무

● 활성산소 : 몸속에 들어온 산소를 이용하는 대사 과정에서 생기는 독성 물질로 반응성이 높다. 활성산소에 의해 세포의 구성 성분인 단백질, 지방질, 핵산이 손상을 일으키면 그 결과로 암, 심장병, 당뇨병 등을 비롯한 많은 질병이 나타난다.

● 파일로리균 : 정식명은 헬리코박터 파일로리(Helicobacter pylori). 위산을 중화시키는 효소를 갖고 있기 때문에 산성이 강한 위 속에서도 생존과 번식이 가능하다. 이 균이 배출하는 독소가 궤양이나 위암으로 이어지는 세포 이상을 일으키는 것으로 보고 있다.

고온에서 조리하면 성분이 분해되거나 날아가버리므로 적절한 온도에서 재빨리 볶아 내는 것이 중요하다. 직접 실험해본 결과로는, 빻은 마늘을 100℃ 이하에서 1~2분 정도 볶는 것이 가장 효과적이라고 한다.

그리고 마늘을 얇게 썰거나 칼등으로 다진 후, 잠시 방치해두는 것이 좋다고 한다. 또한 수용성인 S-아릴시스테인의 경우는 소주에 오랫동안 푹 담가두면 성분이 빠져나온다.

생마늘로 먹을 경우에는 자극성이 강하기 때문에 과다 섭취하지 않도록 주의해야 한다. 특히 알리신이나 아릴설파이드류에는 세포독성이 있어 더욱 주의를 기울여야 한다. 스미 박사는 생마늘의 경우 보통 1쪽 정도(2~4그램)가 적당하다고 충고한다.

마늘은 혈소판의 응집을 방해하기도 한다

마늘은 혈액의 흐름이 원활하도록 하는 작용을 하는데, 이는 혈소판의 응집력을 떨어뜨리는 것이기 때문에 이와 관련한 처방을 받고 있는 사람이라면 주의가 필요하다. 항혈액응고제(와파린)를 복용 중이거나 출혈이 잘 멎지 않는 사람, 출혈성 질환을 앓고 있는 사람이라면 마늘을 먹지 않는 것이 좋다.

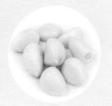

마늘 볶음밥

1인분
열량 : 337kcal
염분 : 1.1g

●●● **재료(2인분)**

밥 300g / 마늘 큰 것 1쪽 / 대파 20g / 샐러드유 1큰술 / 소금 1/3작은술 / 간장 2/3작은술

1 마늘을 잘게 다진다.

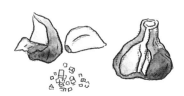

3 밥을 넣고 휘휘 저으며 볶는다.

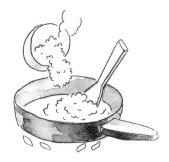

2 달군 팬에 기름을 두르고, ①을 넣고 약간 노릇해질 정도로만 볶는다.

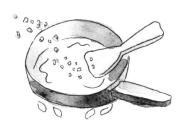

4 소금과 간장으로 간을 맞추고, 대파를 잘게 썰어 넣고 다시 볶는다.

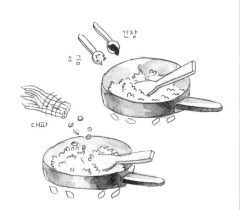

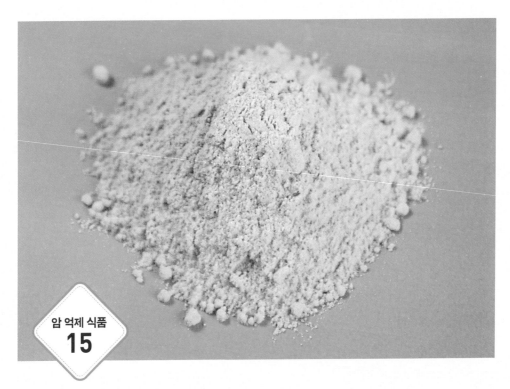

암 억제 식품
암 억제 식품
15

고추냉이는 날것으로, 브로콜리는 살짝 데쳐서, 무는 조려서
고추냉이, 브로콜리, 무

고추냉이, 브로콜리, 무 등의 공통점은 무엇일까?
그것은 유채과의 채소라는 점이다. 그리고 썰거나 강판에 갈았을
때 독특한 매운맛과 향을 내는 특징을 갖고 있다. 이 매운맛과 향
을 내는 성분에 발암을 억제하는 효과가 있고, 특히 고추냉이에는
강력한 발암 억제 물질이 함유되어 있다.

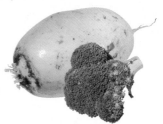

연구자
연구자 _ 모리미쯔 야스지로 전문 분야 : 식품기능화학

오차노미즈여자대학 생활과학부 식품과학 강좌 조교수. 1987년 나고야대학 농학부 졸업. 1992년 나고야대학 대학원
농학연구과 박사과정 수료(농학박사). 같은 해 시즈오카 현립대학 식품과학부 조수. 1996년 나고야대학 농학부 식품기
능화학연구실 조수.

독특한 매운맛과 향의 성분에
발암 억제 효과가 가득!

항암 성분 Key Point _ 이소티오시아네이트, 6-MSHI

Q 왜 암에 좋을까? __ **해독 체제를 만드는 효소 활동을 촉진시킨다**

우리 몸은 해로운 이물질이 들어오면 방어하려는 체제를 갖추고 있다. 면역이라든가 이물질 대사라고 하는 해독 체제가 여기에 해당된다. 발암물질 같은 이물질이 몸속에 들어오면 각 장기에서는 이물질을 배출시키려는 방어 반응이 일어난다. 그중에서도 가장 활발한 것이 간에서 일어나는 반응이다(그림 1-12 참조).

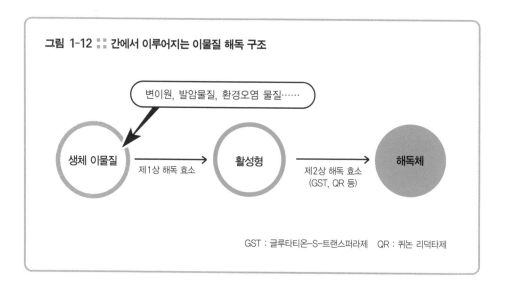

그림 1-12 :: 간에서 이루어지는 이물질 해독 구조

변이원, 발암물질, 환경오염 물질……

생체 이물질 → (제1상 해독 효소) → 활성형 → (제2상 해독 효소 (GST, QR 등)) → 해독체

GST : 글루타티온-S-트랜스퍼라제   QR : 퀴논 리덕타제

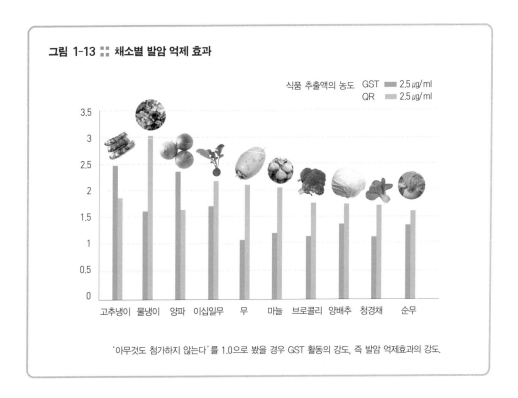

그림 1-13 :: 채소별 발암 억제 효과

식품 추출액의 농도 GST ▬ 2.5㎍/ml
QR ▬ 2.5㎍/ml

3.5
3
2.5
2
1.5
1
0.5
0

고추냉이 물냉이 양파 이십일무 무 마늘 브로콜리 양배추 청경채 순무

'아무것도 첨가하지 않는다'를 1.0으로 봤을 경우 GST 활동의 강도, 즉 발암 억제효과의 강도.

이 과정에서 해독 효소*라는 것이 만들어져 이물질 배출 작용을 돕는다는 것은 널리 알려진 사실이다. 그런데 미국 존스홉킨스대학 연구팀이 브로콜리에서 해독 효소를 발견했다. 브로콜리에는 해독 효소의 하나인 퀴논 리덕타제의 활동을 촉진시키는 설포라판*이 존재한다는 것이다.

이를 계기로 일본 연구팀에서는 발암 억제 효과가 있는 식품에 대해 실험을 실시했으며, 그 결과 그림 1-13과 같이 여러 채소들의 효과에 대한 구체적인 수치를 얻게 되었다.

● 해독 효소 : 세포 내에서 만들어져 촉매작용을 하는 단백질을 효소라 부르며, 독을 체외로 배출시키거나 체내에서 중화시키거나 독성이 없는 물질로 바꾸는 것을 해독 효소라 한다.
● 설포라판 : 퀴논 리덕타제(QR)는 제2상 해독 효소의 일종으로 발암 예방 효소라 일컬어지는데, 이 효소의 활동을 증강시켜주는 물질이다.

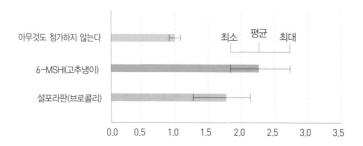

그림 1-14 :: **고추냉이와 브로콜리의 유효 성분 비교**

'아무것도 첨가하지 않는다'를 1.0으로 봤을 경우 GST를 활성화시키는 정도. 6-MSHI의 발암 억제 효과가 설포라판에 비해 평균 약 1.3배 높다. 6-MSHI 최대치(2.65)와 설포라판 최소치(1.4)를 비교할 경우 1.9배의 효과 차이가 난다.

이 실험에 따르면 유채과의 채소들은 효소의 활동을 촉진시키는데 그중에서도 고추냉이의 발암 억제 효과가 가장 강력한 것으로 나타났다. 고추냉이의 톡 쏘는 향기에는 6-MSHI●라는 성분이 포함되어 있는데 이것이 효과의 주요 원인이라고 한다.

한편, 또 다른 실험에서는 고추냉이의 6-MSHI 성분이 브로콜리의 설포라판 성분에 비해 최대 1.9배, 평균치에서도 약 1.3배나 되는 효과를 발휘한다는 것이 입증되었다 (그림 1-14 참조).

브로콜리보다 암 억제 성분이 20배나 많은 고추냉이

연구 결과, 고추냉이 속의 6-MSHI는 브로콜리에 설포라판이 들어있는 것보다 20배

● 6-MSHI : 6-메틸설피닐헥실 이소티오시아네이트. 와사비 이소티오시아네이트라고도 한다.

나 많다는 것이 밝혀졌다. 다시 말해 약 5그램의 고추냉이에 들어있는 6-MSHI는 100그램의 브로콜리 속에 들어있는 설포라판의 양과 같다는 것이다.

고추냉이는 강판에 갈아 내린 것을 입에 넣는 순간부터 이미 6-MSHI의 형태로 섭취가 이루어진다. 브로콜리는 보통 갈아서 먹기보다 그냥 먹는데 이 경우 장내 세균의 활동으로 인해 갈아 내린 것과 같아지고, 거기서 설포라판의 흡수가 시작된다. 결국 고추냉이의 6-MSHI 쪽이 좀더 효율적으로 섭취할 수 있고, 흡수력도 높다.

무도 고추냉이처럼 갈아서 먹기도 한다. 이것은 상당히 효율적인 식습관이며, 옛 선조들이 체험을 통해 터득한 생활의 지혜다.

그런데 고추냉이에 이어서 발암 억제 효과가 강력한 물냉이(그림 1-13 참조)에 대해서는 주의가 필요하다. 물냉이를 많이 먹으면 콩팥 장애를 일으킬 위험이 있는 것으로 보고되고 있기 때문에, 미국에서는 오래전부터 과잉 섭취하지 않도록 지도가 이루어지고 있다.

 이렇게 먹는 것이 point __ **고추냉이는 약간 얼렸다가 갈고, 상온에서 먹는다**

같은 유채과의 식품이라도 고추냉이는 날것으로, 브로콜리는 살짝 데쳐서 먹는 게 좋다. 무는 날것이나 조려서 먹는 것이 좋다. 각각의 식품에 함유된 이소티오시아네이트 동족체의 성질을 살리는 방법으로서도 적합한 조리법이다.

고추냉이의 발암 억제 성분인 6-MSHI는 강판에 갈면 세포가 파괴되면서 합성되기 때문에 향도 맛도, 그리고 발암 억제력도 약해지므로 막 갈아 내린 것이 가장 좋다. 가격은 약간 비싸지만, 참고추냉이(혼와사비) 날것을 구입하여 먹기 직전에 껍질을 벗겨 강판에 갈아 내리는 것이 최선의 방법이다.

가능하면 약간 얼렸다가 싹싹 갈아 내리는 것이 좋은데 상온에서 갈면 바로 그 시점에서 6-MSHI의 합성이 이루어지지만, 조금 얼렸다가 갈면 다 갈고 난 뒤 상온 상태가 되었을 때 합성이 시작되어 가장 맛있는 고추냉이를 먹을 수 있기 때문이다.

고추냉이를 보존하는 방법은 신선할 때 갈아서 한 번 사용할 양만큼만 덜어 랩에 싼 다음 진공팩에 넣어 냉동시키는 것이다. 단, 냉동 보존은 일주일 정도가 적절합니다.

과잉 섭취 주의!

이소티오시아네이트 같은 성분은 보통 식사 때 섭취하는 양 정도로는 문제가 되지 않는다. 그렇지만 극단적으로 과잉 섭취하거나 농축된 것을 섭취할 경우에는 갑상선종과 방광암을 발생시킨다는 보고가 있다. 항암 성분이 오히려 '독'이 될 가능성도 있는 것이다.

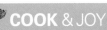

브로콜리 게 수프

1인분
열량 : 73kcal
염분 : 1.1g

●●● **재료(2인분)**

브로콜리 150g / 게 20g / 대파 5cm / 무 100g / 생강 약간 / A(콩소메 1/4개, 물 3/4컵, 소금 1/6작은술,
간장 2/3작은술, 미림 1작은술)/ 샐러드유 1작은술, 녹말가루 1작은술

1 브로콜리는 송이를 떼어내고, 단단한 줄기
는 껍질을 벗겨 놓는다.

2 뜨거운 물에 ①의 줄기를 넣고, 다음으로
①의 송이 부분을 넣는다. 살짝 데쳤다가
물에 담가 식힌다. 송이 부분은 한 송이씩
잘게 나누고, 줄기는 막썰기를 한다.

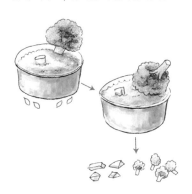

3 게는 연골을 추려 살을 바른다.

4 대파, 생강은 얇게 썬다.

5 달군 냄비에 기름을 두르고 ④를 볶은 다음,
③과 ②를 넣고 다시 볶는다.

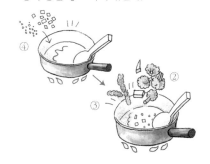

6 ⑤에 A를 넣고 끓기 시작하면 약한 불로 줄
여 2~3분 더 끓이다가 물 3/4컵에 갠 녹말
가루를 풀어 약간 걸쭉하게 하고, 강판에 간
무즙을 넣는다.

A(콩소메·물·소금·
간장·미림)

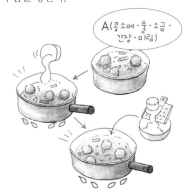

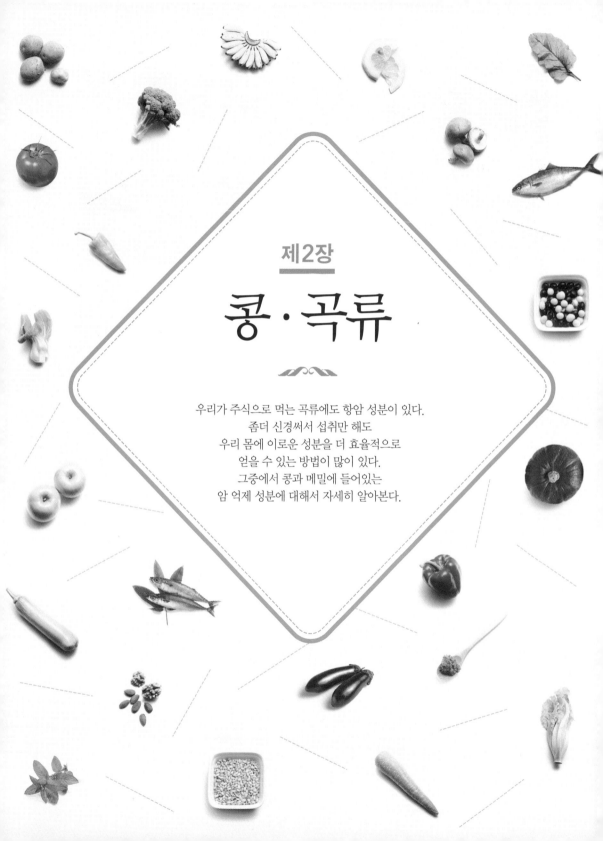

제2장

콩·곡류

우리가 주식으로 먹는 곡류에도 항암 성분이 있다.
좀더 신경써서 섭취만 해도
우리 몸에 이로운 성분을 더 효율적으로
얻을 수 있는 방법이 많이 있다.
그중에서 콩과 메밀에 들어있는
암 억제 성분에 대해서 자세히 알아본다.

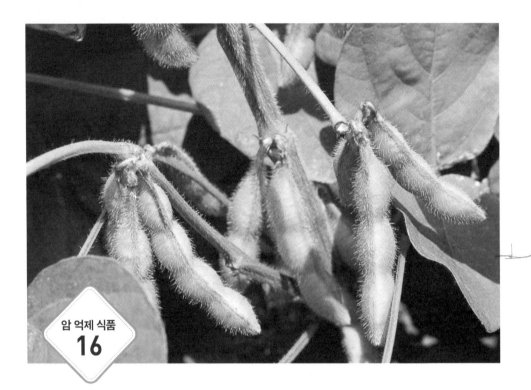

암 억제 식품
16

밭에서 나는 소고기, 줄기에 집중하라

콩

'밭에서 나는 소고기'로 일컬어지는 콩은 암의 예방 효과가 높은 것으로 보고되고 있다. 그런데 최근에는 콩 자체보다도 배축이라 불리는 줄기 부분이 더 주목을 끌고 있다. 이미 성장한 콩의 배축은 식용으로 적합하지 않지만, 배축이 붙어있는 콩을 식품으로 이용하면 자연스럽게 배축의 유효 성분도 섭취할 수 있다.

연구자 _ 자이젠 유키히로

국립요양소 니시벳부병원 내과의. 1980년 와세다대학교 이공학부 졸업. 1993년 오이타의과대학 의학부 졸업. 1998년 오이타의과대학 대학원 박사과정 수료(의학박사). 1999년 오이타의과대학 제1 내과 의사.

콩 자체를 능가하는
배축의 발암 억제력

항암 성분 Key Point _ 이소플라본

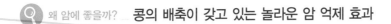 **왜 암에 좋을까? _ 콩의 배축이 갖고 있는 놀라운 암 억제 효과**

콩의 암 예방 효과에 대한 역학적 연구와 실험 결과는 예전부터 많이 보고되어 왔다. 그런데 콩 이상으로 다양한 성분을 포함하고 있는 것이 콩의 배축●이다.

자이젠 박사 연구팀은 배축의 암 예방 효과를 본격적으로 연구했다. 그 결과, 배축에는 이소플라본이라는 성분이 있는데 이것이 뛰어난 발암 억제 작용을 한다는 사실이 밝혀졌다.

연구팀은 인간의 세포(림프구)를 이용하여 발암 억제 물질을 찾는 EB바이러스 활성화 실험●과 쥐의 피부 발암 실험을 실시했다. 우선 활성화 실험에서는 발암물질

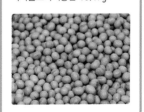

주요 영양소
(날것 · 먹을 수 있는 부위 100g당)

● 일본산 · 건조된 것의 경우
칼륨 1900mg
비타민E 3.6mg
다가불포화지방산 10.49g

● 배축(胚軸) : 종자식물의 어린 싹줄기(또는 배아)로, 떡잎과 뿌리 사이에 있는 부분. 콩나물이나 숙주나물은 주로 이 부분을 먹는다.

● EB바이러스 활성화 실험 : EB바이러스 유전자를 가진 사람의 세포를 이용하여 발암 억제물질을 추출해내는 실험. 발암 2단계설에 바탕을 둔 방법으로, 잠재적 종양 세포에서 종양 세포로 진행되는 발암 프로모션(세포가 이상증식하여 암화가 완성되는 단계)의 측정을 목적으로 한다.

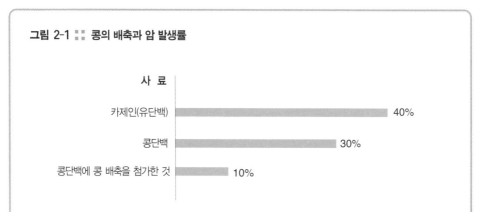

그림 2-1 :::: 콩의 배축과 암 발생률

사 료

카제인(유단백) ▬▬▬▬▬▬▬▬▬▬▬ 40%

콩단백 ▬▬▬▬▬▬▬▬ 30%

콩단백에 콩 배축을 첨가한 것 ▬▬ 10%

발암물질을 주사한 지 18주가 되었을 때의 암 발생률

실험용 쥐를 이용한 경구투여 실험에서 암의 발생을 늦춘다는 사실이 확인되었다(이 그래프는 실험 단계에서 차이
가 가장 큰 시점).

로 자극한 세포에 콩의 배축 추출액을 첨가하자, 바이러스로 인해 생기는 특이한 항원
의 발생이 거의 억제되었다. 이것은 곧 배축이 암 억제 물질임을 증명하는 것이다.

피부 발암 실험에서도 배축 추출액을 투여하지 않은 쥐에서는 종양이 마리당 평균
10개가 발생한 데 비해 투여한 쥐에서는 평균 6개로, 거의 절반 수준으로 줄어들었다.

또한 보다 폭넓은 평가를 위해 쥐의 사료에 섞어 실험한 결과 콩의 배축이 암 발생
을 늦춘다는 사실을 다시 한 번 확인할 수 있었다(그림 2-1 참조).

콩 배축에는 이소플라본 외에도 사포닌, 피틴산, 트립신인히비타, 올리고당, 비타
민E 등이 들어있어, 생활습관병의 예방에도 도움이 될 것으로 보인다. 연구가 더 진
행되면 콩 배축을 암 예방 식품으로 보다 적극적으로 이용할 수 있을 것이라고 생각
한다.

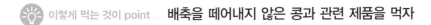 **배축을 떼어내지 않은 콩과 관련 제품을 먹자**

"콩 배축 속의 이소플라본은 가열 처리에 의해 조성은 바뀌지만, 양은 날것이나 볶은 것이나 크게 차이가 없다. 실험에서는 콩 배축의 양이 많을수록 암 억제 효과가 크게 나타났는데 인간이 다량으로 섭취했을 때 어떤 효과를 기대할 수 있는지에 대해서는 앞으로 연구가 더 필요하다."라고 연구진들은 설명했다.

둥근 콩 식품으로는 간장과 된장 등이 있고 배축과 관련이 있는 것으로는 이소플라본 알약이라든가 대두 배아 차가 이미 시장에 나와 있다. 또 배아 음료라든가 비스킷 등도 판매되고 있으니 입맛에 맞는 식품을 골라 자주 먹길 권한다.

콩 야채 샐러드

> 1인분
> 열량 : 241kcal
> 염분 : 0.9g

●● **재료(2인분)**

삶은 콩 120g / 달걀 1개 / 당근 40g / 오이 50g / 셀러리 30g / A(마요네즈 2큰술, 소금 1/6작은술) / 양상추 30g

1 달걀은 완전히 삶아 껍질을 벗기고 1cm 크기로 각지게 자른다.

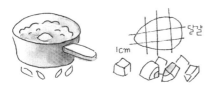

2 당근은 1cm로 깍둑썰어 데친다.

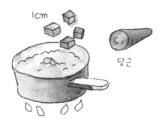

3 오이, 셀러리는 1cm 크기로 썬다.

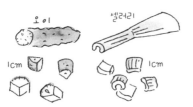

4 콩과 ②, ③을 A로 버무리고, 마지막에 ①을 넣어 골고루 잘 섞는다.

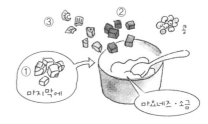

5 그릇에 양상추를 깔고, ④를 담는다.

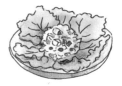

Tip **콩 삶는 방법**

① 씻어 놓은 콩에 3배 가량의 물을 붓고 6~7시간 그대로 담가둔다.
② ①이 무를 때까지 삶아서 식히고, 물기를 쪽 뺀다.

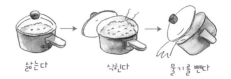

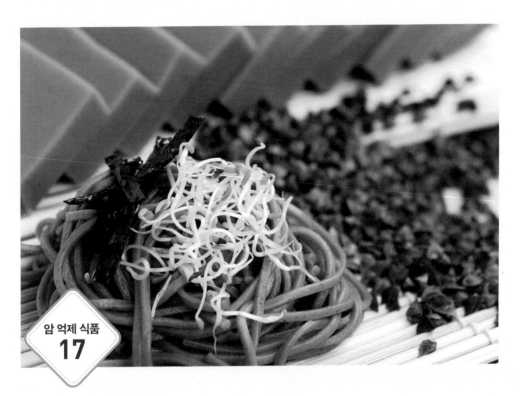

껍질도 함께 먹어라, 삶았던 국물도 마셔라

메밀

무더운 여름날에 어울리는 시원한 메밀국수. 무를 갈아 푼 간장소스에 담가 호로록 넘기는 메밀국수는 쫄깃하면서도 담백하여 날로 찾는 이들이 많아지고 있다. 메밀에는 항산화물질인 폴리페놀이 풍부하게 함유되어 있어 암을 억제하는 기능이 있다. 특히 색깔이 거뭇한 메밀면(이나카소바)에는 더욱 많은 폴리페놀이 함유되어 있다고 한다.

연구자 _ 손 호쇼   전문 분야 : 기능성 식품의 개발 및 효능 · 효과의 해명
주식회사 아미노업 화학연구개발부문장. 1983년 남경의과대학 졸업(의학박사). 1987년 중산의과대학 공중위생학 대학원 졸업, 광동성 국립식품위생연구소 연구원. 1990년 동 연구소 주임연구원. 1997년 일본 국립공중위생원 위생약학박사 과정 수료(약학박사). 같은 해 아미노업 화학생물화학 연구실 연구원. 1998년 동 회사 R&D부문장.

암을 억제하는 폴리페놀이 듬뿍

항암 성분 Key Point _ 폴리페놀

 왜 암에 좋을까? **150종의 식물 중에서 항산화 작용이 특히 강한 메밀**

메밀에 함유된 폴리페놀은 강력한 항산화 기능을 갖고 있으며, 발암 및 암 증식을 억제하는 효과가 있다는 것이 기능성 식품의 개발 연구에 매진하고 있는 손 호쇼 씨를 비롯한 연구진에 의해 밝혀졌다.

150종이 넘는 식물의 항산화 작용을 조사한 결과, 그중 메밀이 특히 강한 항산화 작용을 하는 것도 밝혀냈다. 연구진은 메밀을 주원료로 해서 폴리페놀 혼합물(PMP)을 추출했다.

연구진은 약으로 간암을 유발시킨 100마리 이상의 쥐를 이용하여 항종양 효과를 조사했다. 그 결과 간암 발생률과 폐 전이 발생률에 대해 그림 2-2와 같은 결과를 얻었다.

또 실험 후 각각의 그룹에서의 쥐의 생존율, 생존 상황을 조사하고, 원래 간암이 발생했던 부위와 폐의 병리 조직 등을 검사했다(그림 2-3 참조). 그러자 ④의 대조군의 쥐 전부에게서 암이 발견된 데 반해, ①~③의 그룹에서는 10~30퍼센트는 암이 발견되지 않았다. 특히

주요 영양소
(날것 · 먹을 수 있는 부위 100g당)

● 메밀 전체의 경우
단백질 12g
비타민B$_1$ 0.46mg
비타민B$_2$ 0.11mg

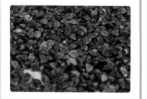

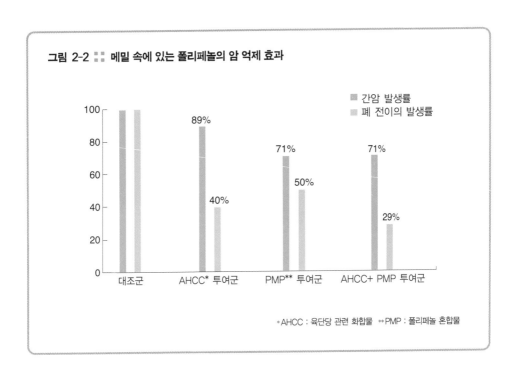

그림 2-2 ∷ 메밀 속에 있는 폴리페놀의 암 억제 효과

■ 간암 발생률
■ 폐 전이의 발생률

*AHCC : 육단당 관련 화합물 **PMP : 폴리페놀 혼합물

폐의 전이율에서는 그 차이가 확연했다. ④의 대조군에서는 100퍼센트 전이소●가 확인된 데 반해, 실험군에서는 암 억제율이 50퍼센트 이상, 특히 AHCC와 PMP를 함께 투여한 ③그룹에서는 70퍼센트 이상이라는 높은 억제율을 보여, 암의 전이 억제 효과가 명백하게 밝혀졌다.

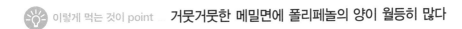 이렇게 먹는 것이 point   **거뭇거뭇한 메밀면에 폴리페놀의 양이 월등히 많다**

만약 한 번에 가능한 한 많은 양의 폴리페놀을 섭취하고 싶다면, 껍질을 포함한 메밀 전체를 원료로 쓰는 메밀면을 먹는 것이 좋다. 껍질에 알맹이보다 많은 폴리페놀이

───────────

● 전이소(轉移巢) : 암이 혈관과 임파관에 침입하면 그 흐름을 타고 여러 곳에 전이하여 만드는 병소.

그림 2-3 :: 실험용 쥐의 간 조직과 폐 조직

A

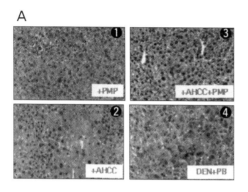

B

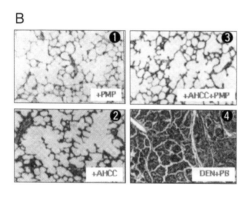

A. 실험용 쥐의 간 조직. ❹에는 간암의 특징인 세포의 다핵화*가 보인다.

B. 실험용 쥐의 폐 조직. 대조군인 ❹에서는 간암에서 전이된 암화癌化가 보이지만, 다른 그룹에서는 전이가 보이지 않는다.

* 세포에는 대개 핵이 1개밖에 존재하지 않지만, 어떤 변이에 의해 복수의 핵이 나타나는 경우도 있다. 사진 A는 1개의 세포에 2개의 핵이 생긴 모습을 찍은 것이다.

들어있다는 보고가 있기 때문이다.

메밀국수를 다 먹으면 메밀을 삶았던 국물도 꼭 마시길 권한다. 그 이유는 메밀에 함유된 루틴이라는 물질이 메밀국수를 삶을 때 물에 녹아나오기 때문이다. 루틴은 비타민C와 더불어 혈관의 탄력을 유지하는 기능을 갖고 있다. 특히 모세혈관을 강화시키기 때문에 내출혈이나 동맥경화 예방에 도움이 된다.

하지만 메밀은 알레르기를 일으키는 물질(알레르겐)의 하나이기 때문에 알레르기의 우려가 있는 사람은 먹지 않는 것이 좋다.

양질의 단백질이 풍부한 메밀

메밀에는 단백질, 비타민B_1ㆍB_2가 곡류 중에서는 비교적풍부하게 들어있는 편이다. 특히 단백질은 그 양질도를 측정하는 기준인 아미노산 스코어(이상적인 필수 아미노산량의 구성과 특정한 식품의 필수 아미노산의 구성을 비교해 영양가를 측정하는 방법)가 콩보다도 높다.

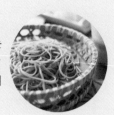

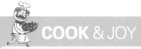

COOK & *JOY*

일본식 메밀국수

1인분
열량 : 459kcal
염분 : 2.9g

●●● **재료(2인분)**

메밀국수(건조된 것) 150g / 돼지 다리살(비계 없는 부위) 100g / 유부 1/2장 / 무 60g / 당근 40g / 우엉 30g /
고구마 60g / 쪽파 10g / 샐러드유 1/2큰술 / 다시 3컵 / 간장 1+2/3큰술 / 미림 1+1/3큰술 / 기타 양념(기호에 맞게)

1 돼지고기는 한입 크기로 썬다.

2 유부는 뜨거운 물에 살짝 데쳐 얇고 조붓하
게 썬다.

3 우엉은 얇게 어슷썰기를 하여, 물에 담가
떫은맛을 우려낸다. 무, 당근은 은행잎꼴로
썬다. 고구마는 껍질을 벗기고, 1cm 두께
로 링썰기를 하거나 반달모양으로 썬다.

4 달군 냄비에 기름을 두르고, ①~③을 볶는
다. 기름이 전체적으로 돌면 다시국물을 넣
는다. 다시가 끓으면 불을 줄이고, 거품을
걷어낸 다음 재료들이 무를 때까지 15분간
더 끓인다. 간장과 미림으로 간을 맞춘다.

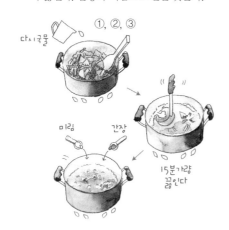

5 메밀국수는 약간 덜 익게 삶아 소쿠리에 건
졌다가 찬물에 씻은 후 물기를 쪽 뺀다.

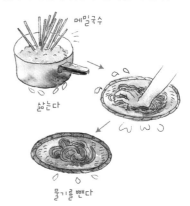

6 ④에 ⑤를 넣고, 쪽파를 잘게 썰어 넣은 다음
국수가 데워지면 그릇에 메밀국수를 담고,
④의 뜨거운 건더기와 국물을 붓는다.

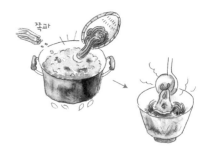

110 암 억제 식품사전

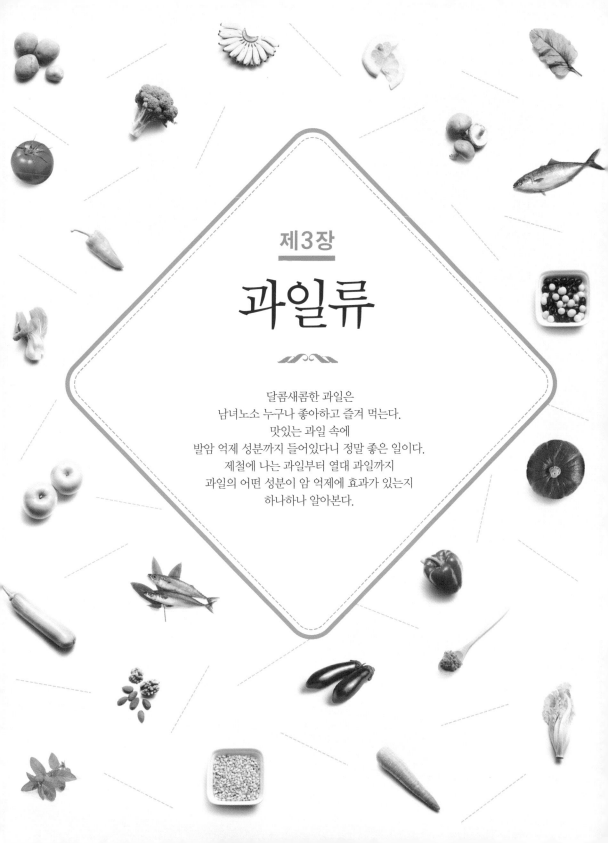

제3장

과일류

달콤새콤한 과일은
남녀노소 누구나 좋아하고 즐겨 먹는다.
맛있는 과일 속에
발암 억제 성분까지 들어있다니 정말 좋은 일이다.
제철에 나는 과일부터 열대 과일까지
과일의 어떤 성분이 암 억제에 효과가 있는지
하나하나 알아본다.

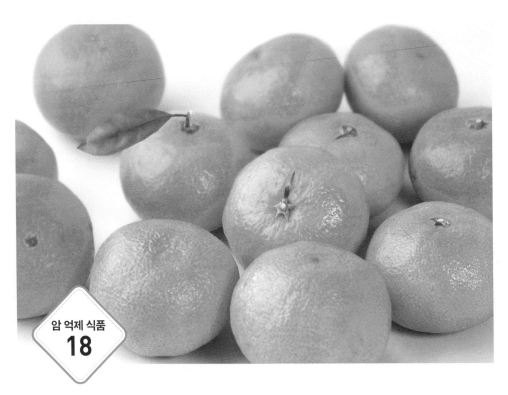

발암 억제 효과가 무척 높은 식품

감귤류

1997년 세계암예방연구재단과 미국 암연구소가 발표한 '국제판 암 예방 15개조'를 보면 감귤류가 암에 유효한 식품으로 당당히 자리 잡고 있다. 1999년에는 농업기술연구기구·과수연구소, 교토부립대학교 의과대학, 교토대학교, 긴키대학교 등의 연구팀이 밀감에 함유되어 있는 베타크립토키산틴에 강력한 암 억제 효과가 있다는 것을 세계 최초로 발견했다.

연구자 _ 야노 마사미쯔 전문 분야 : 과실의 기능성 성분의 평가와 이용

독립행정법인 농업기술연구기구 과수연구소 감귤연구부 수석 연구관. 1971년 도쿄교육대학교 농학연구과 석사과정 수료. 1973년 농림수산성 야채시험장 연구원. 1986년 농림수산성 과수시험장저장 연구실장. 1991년 농학박사. 1996년 품질화학연구실장.

밀감의 색소가 지닌
암 예방 효과에 세계가 주목

항암 성분 Key Point _ 베타크립토키산틴, 오라프텐, 노빌레틴

 왜 암에 좋을까? __ **감귤류에 함유된 세 가지 발암 억제 성분**

농업기술연구기구 · 과수연구소를 비롯한 연구팀은 감귤류에 함유된 베타크립토키산틴, 오라프텐, 노빌레틴의 세 가지 성분에 높은 발암 억제 효과가 있다는 사실을 알게 되었다.

베타크립토키산틴이란 카로티노이드의 일종으로, 귤의 오렌지색의 근원이 되는 성분인데 밀감이 가장 뛰어난 공급원이다.

최초로 실시한 시험관 수준의 실험에서 베타크립토키산틴은 다른 카로티노이드에 비해 압도적으로 뛰어난 발암 억제 효과(세포가 무질서하게 증식을 개시하는 단계에서의 억제)를 나타냈다.

쥐를 이용한 실험에서는 이니시에이션●을 실행한 쥐의 피부에 베타크립토키산틴을 바르자, 피부암의 발생률이 약 3분의 1로 억제되었다(그림 3-1 참조).

그리고 음료수에 섞어서 섭취하게 한 실험에서는 피부암이나 대장암으로 진행될 우려가 있는 변화 단계와 대장암에서 억제 효과가 나타났다.

● 이니시에이션(initiation) : 유전자가 손상되어 발암이 시작되는 단계를 말한다. 발암의 유인물질은 이니시에이터라고 한다.

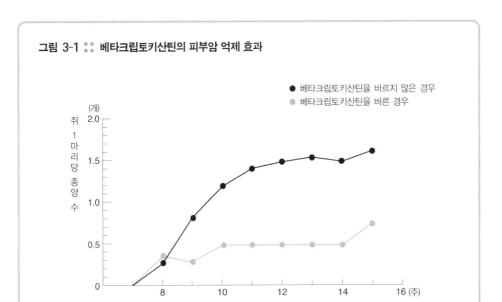

그림 3-1 :: 베타크립토키산틴의 피부암 억제 효과

● 베타크립토키산틴을 바르지 않은 경우
● 베타크립토키산틴을 바른 경우

(개)
쥐 1 마리당 종양 수

경과일수 (주)

발암물질을 등에 도포한 쥐 30마리를 두 그룹으로 나눠, 한쪽의 그룹에는 일주일에 2회 베타크립토키산틴을 등에 발라 주고, 한쪽의 그룹에는 바르지 않고, 15주 동안 종양 수의 변화를 살폈다. 그 결과 베타크립토키산틴을 바른 그룹의 피부에 발생한 종양의 수는 바르지 않은 그룹에 비해 3분의 1로 낮았다.

베타크립토키산틴에는 활성산소의 생산 억제 작용과 소거 작용, 암 억제 유전자의 활성화 등의 작용이 나타났는데, 이런 작용들이 유전자의 손상을 예방하고 암세포의 발생을 방지하고 있는 것으로 보인다.

감귤류에서 발암 억제 효과가 있는 또 하나의 성분이 오라프텐이다. 암의 이니시에 이션을 행한 쥐의 피부, 대장, 혀, 식도, 간, 췌장을 대상으로 오라프텐을 투여한 실험에서도 폐와 간을 빼고는 암의 억제 효과가 확인됐다(그림 3-2).

이 실험을 통해 오라프텐이 발암을 억제하는 것은 발암물질의 해독·배설을 촉진하고, 발암물질의 하나인 활성산소와 일산화질소가 체내에서 만들어지는 것을 억제하는 등의 복합적인 기능에 따른 것이라는 사실을 밝혀냈다.

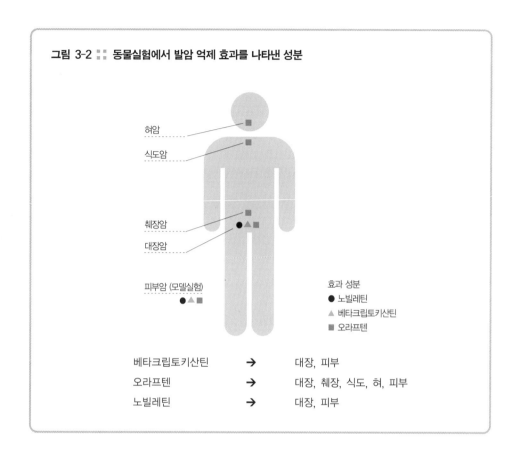

그림 3-2 ▪▪ 동물실험에서 발암 억제 효과를 나타낸 성분

혀암
식도암
췌장암
대장암
피부암 (모델실험)

효과 성분
● 노빌레틴
▲ 베타크립토키산틴
■ 오라프텐

베타크립토키산틴	→	대장, 피부
오라프텐	→	대장, 췌장, 식도, 혀, 피부
노빌레틴	→	대장, 피부

앞으로 암 예방을 목적으로 한 '디자이너푸즈'●가 만들어진다면 오라프렌은 가장 중요한 원료의 하나가 될 것이다.

또 하나의 암 억제 성분은 노빌레틴이다. 이것은 특수한 플라보노이드인 폴리메톡시 플라보노이드의 일종으로, 감귤류에만 함유되어 있는 성분이다. 이 노빌레틴이 발

● 디자이너푸즈 : 암을 예방하는 식품에 관한 연구는 세계 각국에서 이루어지고 있으며, 그중의 하나가 1990년 미국의 국립암연구소가 개발한 「디자이너푸즈 프로그램(식물성 식품에 의한 암 예방 계획)」이다. 이 프로그램은 광범위한 역학조사를 바탕으로 채소와 과실, 향신료 따위에 함유되어 있는 성분이 암 예방에 어떻게 도움이 되는지를 해명하고, 병의 예방과 개선에 도움이 될 수 있도록 유도하기 위한 것이다. 약 40종류의 식물성 식품이 피라미드형을 형성하고 있고, 피라미드의 정점으로 올라갈수록 암 예방 효과가 높다.

암 억제, 암세포의 침입 지연, 전이의 방지, 종양 세포의 증식 억제 등 암 예방에 도움이 되는 다양한 성질을 갖고 있다는 것도 밝혀졌다.

💡 이렇게 먹는 것이 point　귤은 하루에 1~2개씩, 과즙은 껍질을 함께 먹는 것이 좋다

베타크립토키산틴이 밀감 1개에 함유된 양은 1~2밀리그램으로, 다른 채소에 포함되어 있는 베타카로틴이나 리코핀만큼 농도가 높은 것은 아니다. 그러나 인체에 흡수가 잘 되기 때문에 하루에 1~2개의 귤을 그대로 먹기만 해도 혈액 속의 베타크립토키산틴의 농도를 충분히 높일 수 있다.

또한 주스나 통조림으로 가공하기 위해 열을 가하는 정도로는 베타크립토키산틴은 변화하지 않기 때문에, 과즙 음료 같은 가공식품으로 섭취하는 것도 효과적이다. 베타크립토키산틴은 밀감의 색이 짙을수록 함유량도 많다. 밀감을 많이 섭취하여 베타크립토키산틴을 체내에 축적하면 귤을 먹지 않는 계절에도 어느 정도 혈액 속의 농도를 유지할 수 있다고 한다.

오라프텐과 노빌레틴은 껍질에는 함유되어 있지만, 과육 부분에는 거의 없다. 과즙 음료는 껍질째 짜는 경우가 많기 때문에 감귤류의 주스에 소량 정도는 함유되어 있다. 좀더 효과적으로 섭취하려면 알맹이와 껍질을 함께 마멀레이드로 만들어 먹는 것이 좋다. 단, 너무 바짝 졸이면 유효 성분이 파괴될 수 있으니 유의해야 한다.

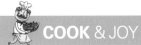

밀감 샐러드

1인분
열량 : 87kcal
염분 : 0.3g

●● 재료 (2인분)

밀감 2개(200g) / 꽃상추 40g / 귤껍질 / A(올리브유 2작은술, 식초 2작은술, 소금 약간)

1 귤의 껍질을 얇게 벗겨 채썬다.

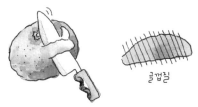

3 A를 혼합한 것에 ①을 넣는다.

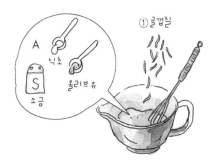

2 껍질을 벗겨 낸 귤 과육은 하얀 것을 깨끗이 뜯어내고 둥근 모양으로 썬다.

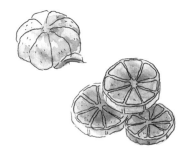

4 그릇에 꽃상추를 깔고, ②를 보기 좋게 담아 ③을 뿌린다.

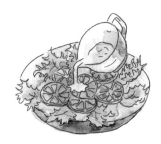

자몽은 약과 같이 먹지 않도록 주의한다

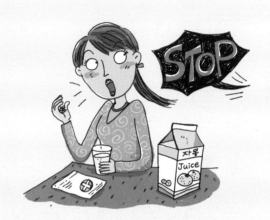

　약은 소장에서 흡수된 후 간장에서 해독된다. 그런데 약과 동시에 자몽을 섭취하면, 자몽에 함유된 성분(프로클린 등)이 약의 흡수·배출·대사 과정을 방해하는 경우가 있다. 약의 대사 과정이 방해를 받으면 체내에서 약의 농도가 높아져 부작용이 나타날 수 있다.

　이와 같은 자몽과 약의 상호작용은 고혈압이나 협심증의 치료에 사용되는 칼슘 길항약(拮抗藥, 칼슘 이온이 혈관 수축을 일으킬 수 있으므로 세포 내에 유입되는 것을 억제하는 약)이 대표적이며 고지혈증 치료제, 일부의 면역 억제제, 벤조디아제핀계의 수면제, HIV프로테아제 저해제 등에서도 보고되고 있다.

　약을 복용 중인 사람이 자몽을 먹거나 주스를 마시고자 할 때에는 의사나 약사와 상담하길 바란다.

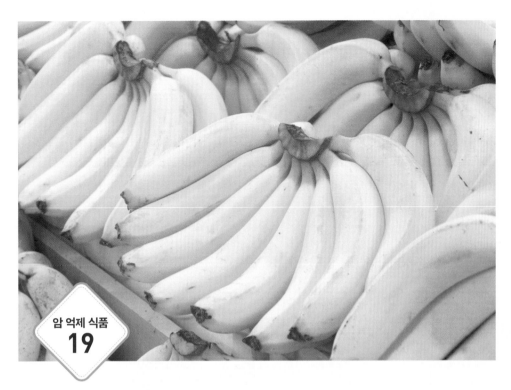

검은 반점이 많을수록 면역력 효과가 높다

바나나

1년 내내 만날 수 있어 폭넓은 사랑을 받고 있는 바나나. 그런데 바나나를 사려고 할 때, 검은 반점이 있으면 왠지 꺼려지지 않는가? 바나나에는 체내의 면역력을 강화시켜주는 효과가 있는데, 바로 이 검은 반점이 많을수록 좋다고 한다. 시간이 지나면 자연스럽게 돋아나는 검은 반점은 바나나의 숙성도를 나타내는 표시다.

연구자 _ 야마자키 마사토시   전문 분야 : 종양면역학
데이쿄대학교 약학부 교수. 1976년 도쿄대학교 약학계 대학원 수료(약학박사). 같은 해 도쿄대학교 약학부 조수. 1978~1979년 미국 국립암연구소 객원연구원. 1980년 데이쿄대학교 약학부 조교수, 1991년 교수.

검은 반점이 있는 바나나가
면역력 증강 최고수

항암 성분 Key Point _ 종양괴사인자(TNF)

 왜 암에 좋을까? **약 90배의 면역 증강 효과를 나타낸 '우등생' 바나나**

데이쿄대학교 약학부의 야마자키 교수 연구팀은 과일과 면역력과의 관계를 알아보기 위해 실험을 했다.

과일을 갈아 으깬 후 여과한 액체를 사용한 실험에서 바나나, 수박, 파인애플의 순서로 종양괴사인자(TNF)를 만들어내는 능력이 높게 나타났다(그림 3-3 참조). 대조군인 생리식염수에서는 10유닛을 조금 넘은 정도인 데 반해, 바나나에서는 1000유닛 이상으로 약 90배의 효과가 확인되었다. 종양괴사인자(TNF)가 얼마나 만들어졌는지를 조사해보면 매크로파지● 기능의 강약을 알 수 있는데, 이것은 인체 면역성의 지표가 된다.

연구팀은 과일이 호중구에 미치는 영향력도 조사했다. 그 결과, 생리식염수를 준 대조군의 호중구 집적

주요 영양소
(날것·먹을 수 있는 부위 100g당)

단백질 1.1g
지방질 0.2g
식이섬유 1.1g
(당질이 많고, 열량도 높은 편임)

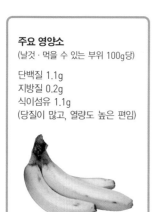

● 매크로파지 : 대식세포. 세포나 바이러스, 암세포 같은 외부에서 들어온 이물질과 체내의 불필요한 물질을 먹어치우는 기능을 한다. 이 매크로파지가 이물질을 공격할 때 사용하는 것이 종양괴사인자(TNF)이다.

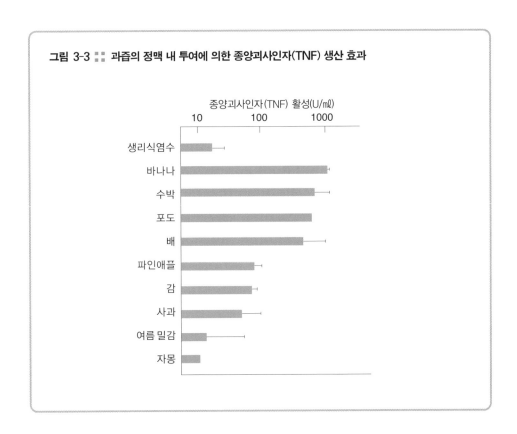

그림 3-3 :: 과즙의 정맥 내 투여에 의한 종양괴사인자(TNF) 생산 효과

종양괴사인자(TNF) 활성(U/㎖)

작용●은 3퍼센트에 머문 데 반해, 과일군에서는 20~49퍼센트로 나타났다.

특히 바나나는 키위의 절반만으로도 같은 정도의 호중구 수의 증가를 보였고, 더욱이 검은 반점이 있는 잘 익은 바나나일수록 호중구의 활성화 작용이 높다는 사실을 알 수 있었다.

이 실험에서도 과일에는 면역력을 높이는 능력이 있고, 그중에서도 바나나가 '으뜸'이라는 것이 증명되었다.

● 호중구 집적작용 : 호중구는 다형 핵 백혈구를 말하는데 운동성과 식세포 작용이 두드러지고 급성 염증에서 중심적 구실을 한다. 이물질이 체내에 들어오면 가장 먼저 반응한다. 호중구 집적작용이란 이와 같은 호중구가 이물질 침입 시 다량으로 모이는 작용을 말하는 것으로 이 집적작용이 원활히 이뤄질수록 면역력이 잘 발휘된다.

과일에 의한 백혈구의 활성화는 먹고 난 지 몇 시간 이내에 빠르게 일어나지만, 그 효과가 계속 지속되는 것은 아니다. 그러므로 과일을 한 번에 많이 먹고 다음 날은 먹지 않는 것보다는 매일매일 먹는 습관을 들이는 것이 좋다.

바나나의 면역 활성화 능력은 숙성도에 따라 다소 차이가 있다. 껍질이 노랗게 익은 바나나보다 채 익지 않은 푸른 바나나가 약간 더 활성이 강하고, 완전히 숙성하여 껍질이 검은 바나나가 되면 활성이 매우 강해진다.

바나나의 변비 예방 효과

일본 오사카시립대 야마모토 교수와 독일 클라우츠 박사는 실험을 통해 바나나의 변비 예방 효과를 입증하고 논문을 통해 발표한 바 있다. 바나나에 들어있는 식이섬유는 양이 많고 부드러운 대변을 유도하여 설사와 변비를 동시에 예방한다고 한다. 이는 바나나에 함유된 다량의 펙틴과 헤미셀룰로스의 작용 덕분이다.

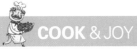

COOK & *JOY*

1인분
열량 : 322kcal
염분 : 0.1g

바나나 튀김

●● **재료(2인분)**

바나나 2개(200g) / 밀가루 3큰술 남짓 / 우유 2큰술 / 버터 1작은술 / 달걀 노른자 1/3개분 / 달걀 흰자 1/3개분 /
설탕 2/3작은술 / 튀김용 기름 적당량

1 바나나는 껍질을 벗겨 4~5토막으로 자른다.

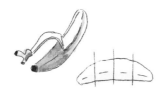

2 버터를 녹여 달걀 노른자, 설탕, 우유를 넣고 섞는다. 밀가루는 체에 쳐서 같이 섞고, 거품을 낸 흰자도 넣어 골고루 혼합한다.

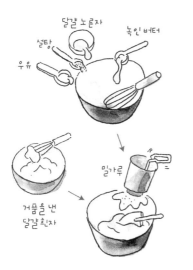

3 튀김용 기름을 170℃로 가열하고, ①에 ②의 튀김옷을 입혀서 바삭하게 튀겨낸다.

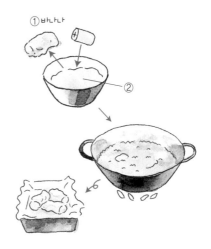

제3장 _ 과일류 **123**

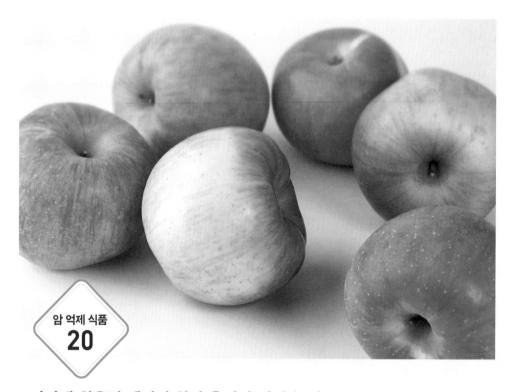

암 억제 식품
20

사과에 함유된 펙틴의 항암 효과가 가장 높다

사과

'하루에 사과 한 개면 의사가 필요 없다'는 말처럼 사과에는 다양한 비타민과 영양소가 들어있다. 우리가 알고 있듯이 사과는 면역 기능을 증진시키고 각종 질병을 예방할 수 있는 유익한 과일이다. 특히 증가 추세에 있는 대장암을 예방하는 데 효과적인데, 이는 사과에 함유된 애플펙틴이 활성산소를 매우 효율적으로 제거하는 동시에 배설을 촉진하기 때문이다.

> **연구자 _ 다자와 겐지**
>
> 도야마의과약과대학 의학부 교수. 1965년 니가타대학교 의학부 졸업. 1970년 동 대학원 의학연구과 수료. 니가타대학교 의학부 부속병원 등을 거쳐, 1977년 도야마의과약과대학 의학부 제2외과 근무. 1986년 조교수, 1995년 동 대학 의학부 성인간호학과 교수. 2000년 도야마의과약과대학 평의원.

하루 한 개의 사과로
발암물질을 효율적으로 제거

항암 성분 Key Point _ 애플펙틴

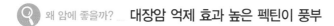 **왜 암에 좋을까?** **대장암 억제 효과 높은 펙틴이 풍부**

대장에는 100여 종에 이르는 세균이 번식하고 있으며, 그 속에서 유익한 세균인 유산균과 유해 세균인 대장균 · 웰슈균이 서로 세력을 다투고 있다. 이 두 세력의 균형을 크게 좌우하는 것이 일상생활에서의 식사다.

육류를 과잉 섭취하면 장내에 유해 세균이 널리 퍼지고, 반대로 식이섬유를 풍부하게 섭취하면 비피더스균이나 유산균 같은 유익한 세균이 늘어나 나쁜 균이 번식하기 힘든 상황이 만들어진다 (그림 3-4 참조).

다자와 교수를 중심으로 한 연구팀은 식이섬유 중에서 특히 과일에 많이 함유된 펙틴●에 주목하여 연구를 시작했다.

실험 결과, 애플펙틴을 첨가한 사료를 먹은 그룹과 보통 사료를 먹은 그룹에서 암 1개당 평균 체적의 차이가 현저하게 발생했다(그림 3-5 참조).

주요 영양소
(날것 · 먹을 수 있는 부위 100g당)

단백질 0.2g
지방질 0.1g
식이섬유 1.5g
(주성분은 당질과 유기산, 펙틴)

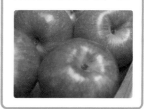

● 펙틴 : 과일 속에 함유된 다당류로 과실이 숙성할 때 젤리화를 촉진시킨다. 잼 · 젤리 · 풀 등을 제조할 때 사용된다.

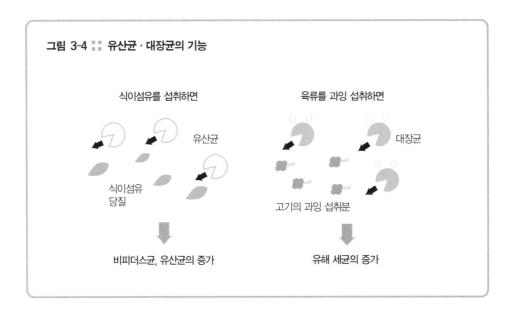

그림 3-4 :: 유산균·대장균의 기능

식이섬유를 섭취하면

유산균

식이섬유
당질

비피더스균, 유산균의 증가

육류를 과잉 섭취하면

대장균

고기의 과잉 섭취분

유해 세균의 증가

대장암의 발생률에서도 A군에서는 19마리(1마리는 사고사) 모두 대장암이 생겼지만, B군에서는 20마리 중 14마리(70퍼센트)에, C군에서는 20마리 중 9마리(45퍼센트)에만 암이 생겼다. 이는 곧 애플펙틴이 암 억제에 효과가 있음을 증명하는 결과다.

다자와 교수는 애플펙틴의 암 억제 메커니즘에 대해 다음과 같이 얘기한다.

"식이섬유는 소화되지 않기 때문에 영양분은 되지 않지만, 그대로 대장으로 흘러 들어가 변의 양을 늘리고 그것이 대장을 자극하여 배설을 촉진한다. 배설이 빨라진다는 것은 인체가 발암물질을 흡수할 위험성이 그만큼 줄어든다는 뜻이다. 특히 수용성 식이섬유인 펙틴은 대장의 점막을 보호하고, 대장균의 증식을 강력하게 억제하는 작용을 한다."

펙틴은 발암 촉진 인자의 농도도 저하시킨다

일반적으로 암이 생기는 메커니즘에는 '발암 인자'와 '발암 촉진 인자'라는 두 가지 인자가 관련되어 있다.

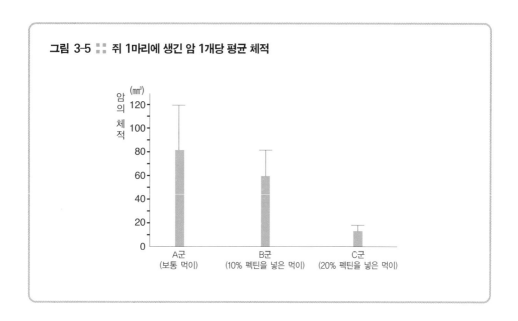

그림 3-5 :: 쥐 1마리에 생긴 암 1개당 평균 체적

발암 인자는 건강한 세포에 파고들어 세포가 갖고 있는 유전자의 구조를 바꾸어버린다. 여기에 발암 촉진 인자가 가세하면, 세포의 성질 그 자체가 바뀌어 이상 번식과 전이가 일어난다. 이것을 '세포의 암화(癌化)'라고 한다.

발암 촉진 인자로 알려져 있는 것 가운데 하나로 프로스타그란딘E2(PGE2)●라는 생리 활성 물질이 있다. 같은 대학의 다른 연구팀에서는 그림 3-5의 실험과 같은 방법으로 프로스타그란딘의 농도의 차이도 조사했다. 쥐의 문정맥●에서 채취한 혈액 속의 프로스타그란딘 농도는 A군(보통 먹이)이 C군(20퍼센트 펙틴을 넣은 먹이)보다 약 2.7배나 높았다. 다시 말해 펙틴을 주지 않은 쥐는 암이 발생하기 쉬운 상태라는 것을 의미한다.

● 프로스타그란딘E₂(PGE₂) : 발암촉진인자의 하나로 세포의 면역 작용을 저하시켜 암화를 촉진한다.
● 문정맥(門靜脈) : 복부의 소화기(위·장·이자)와 지라에서 나오는 정맥혈을 모아 간으로 운반하는 정맥.

펙틴은 대부분의 과일에 함유되어 있지만 사과에 함유된 펙틴의 항암 효과가 가장 높은 것으로 밝혀졌다.

 이렇게 먹는 것이 point   **날것으로든 익혀서든 하루 한 개씩 먹자**

사과는 가공품보다는 자연 그대로 먹는 편이 식이섬유를 통째로 섭취할 수 있어 '대장 청소부'로서의 효과가 높다. 그런데 최근의 연구에서 애플펙틴이 가열되면 활성산소를 제거하는 능력이 더욱 증강된다는 사실이 밝혀졌다. 날것을 통째로 먹거나 조리를 해서 먹거나 상관 없지만, 가능하면 하루에 한 개씩은 사과를 먹는 것이 좋다.

사과는 여러 종류가 있는데 품종에 따라 애플펙틴의 작용에 차이가 나는 것은 아닌 듯하다. 다만, 채 익지 않아 붉은빛이 돌지 않는 푸른 사과는 분자가 너무 커서 체내의 활성산소 제거 능력이 떨어진다. 결국 제철에 먹는 사과가 맛도 좋고 효과도 좋다고 볼 수 있다.

좋은 사과를 고르려면 껍질에 윤기가 돌고 흠집이 없는 것을 선택하는 것이 좋으며, 손가락으로 가볍게 튕겼을 때 맑은 소리가 나면 더욱 좋다.

사과의 보존 기간은 상온에서 일주일 정도이며, 냉장 보관할 때는 비닐봉투 등에 넣어 야채칸에 두는 것이 좋다.

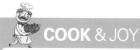

사과 샐러드

1인분
열량 : 104kcal
염분 : 0.4g

●● **재료(2인분)**

사과 2개(200g) / 셀러리 30g / 레몬(과즙) 약간 / 양상추 30g / 호두(볶은 것) 6g / 마요네즈 1작은술 /
플레인 요구르트 2큰술 / 소금 약간 / 토마토케첩 1작은술

1 사과는 6등분하여 씨와 심지를 빼고, 과육을
적당한 크기로 토막내서 레몬즙을 뿌려둔다.

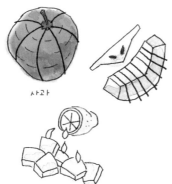

사과

4 요구르트와 마요네즈, 소금, 케첩을 섞고
①과 ②를 버무린다.

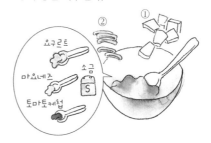

요구르트
마요네즈
소금 S
토마토케첩

5 그릇에 양상추를 깔고, ④를 담아 ③을 뿌
린다.

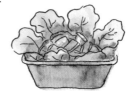

2 셀러리는 비스듬하게 얇게 자른다.

3 호두는 볶아서 굵게 자른다.

Tip

사과는 껍질을 벗기면 바로 소금물에 담가두거나 레몬
즙을 뿌려서 변색을 막는다.

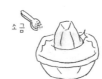
소금

레몬

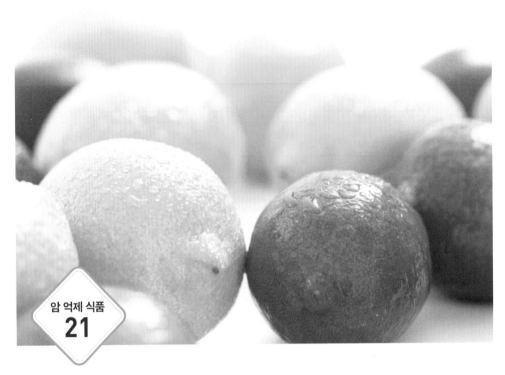

암 억제 식품
21

고기의 탄 부분에 있는 발암물질마저 없앤다

레몬

생선을 굽다가 태우는 경우가 있다. 그런데 아까워서 버리기도 뭐하고 그렇다고 마음 놓고 먹기도 꺼려질 때가 있다. 아무래도 탄 부분에 암을 유발하는 물질이 들어있으리란 생각 때문이다. 그런데 탄 부분에 레몬즙을 뿌리면 그 물질이 대폭 줄어든다는 사실을 알고 있는가?

연구자 _ 가마다 히토시

야마가타 현 기업진흥공사 기술고문. 1980년 도쿄대학교 명예교수. 1985년 야마가타 현 테크노폴리스재단(현재 기업진흥공사) 이사장, 야마가타대학교 명예교수. 일본분석화학회상, 일본화학회상, 일본학사원상 등 수상. 1990년 훈2등 서보장 수장.

구운 생선에 레몬즙을 뿌리면
발암물질이 대폭 감소

항암 성분 Key Point _ 비타민C

 왜 암에 좋을까? **발암과 노화 촉진의 원인인 프리라디컬 제거 효과 탁월**

레몬즙의 항암 작용을 밝혀낸 프로젝트의 테마에 거론된 생물 라디컬이란, 생체 내에서 발생하는 이른바 프리라디컬이라든가 반응성이 풍부한 산소화합물 등을 가리키는 말이다. 프리라디컬이 주목을 받는 이유는 여러 장기의 병이나 발암에 중대한 역할을 하고 있고, 동맥경화 같은 성인병의 원인이 되고 있는데다가 노화를 진행시키는 인자의 하나로도 간주되고 있기 때문이다.

가마다 이사장을 비롯한 연구팀은 구운 연어의 껍질에 있는 프리라디컬을 전자스핀공명electron-spin resonance법으로 측정해보았다. 그 결과 타지 않은 부분에는 프리라디컬이 없었지만, 탄 부분에는 과산화 라디컬이라는 프리라디컬 화합물이 많이 발견되었다.

연구팀은 여기에 레몬즙을 뿌려보았다. 그 결과 나온 레몬즙의 효과에 대해 가마다 이사장은 다음과 같이 얘기하고 있다.

"레몬즙을 뿌렸더니 프리라디컬 화합물이 완전히 없어졌다. 레몬에 주목한 까닭은 비타민C가 프리라디컬을 붙잡아 안정된 물질로 변화시키는 작용을 한다는 사실

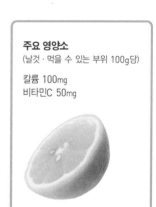

주요 영양소
(날것 · 먹을 수 있는 부위 100g당)

칼륨 100mg
비타민C 50mg

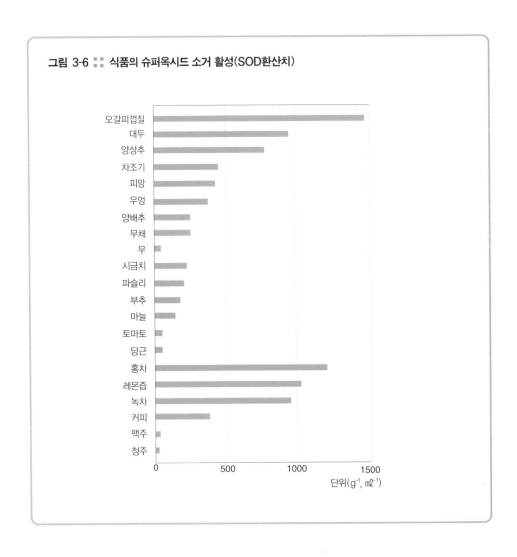

그림 3-6 ▦ 식품의 슈퍼옥시드 소거 활성(SOD환산치)

오갈피껍질
대두
양상추
차조기
피망
우엉
양배추
무채
무
시금치
파슬리
부추
마늘
토마토
당근
홍차
레몬즙
녹차
커피
맥주
청주

0   500   1000   1500
단위(g⁻¹, mℓ⁻¹)

을 알고 있었기 때문이다. 구운 생선에는 흔히 레몬 조각이 곁들여지는데, 이는 단순히 식욕을 돋우기 위해서만이 아니라 발암물질을 없애기 위한 지혜의 산물이었던 것이다."

이와 관련한 실험 결과가 그림 3-6에 제시되어 있다.

뿐만 아니라 비타민C와 비타민E를 함유한 음식을 같이 먹으면 무척 좋다는 사실도

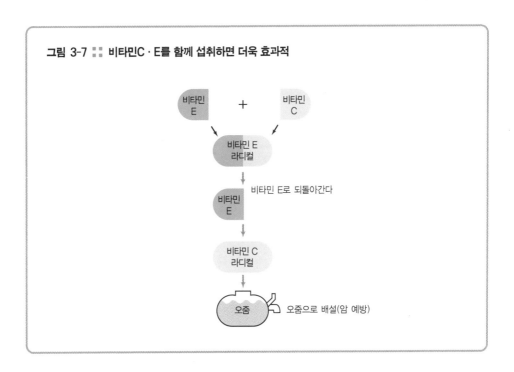

그림 3-7 :: 비타민C · E를 함께 섭취하면 더욱 효과적

비타민
E
+
비타민
C

비타민 E
라디컬

비타민 E로 되돌아간다

비타민
E

비타민 C
라디컬

오줌

오줌으로 배설(암 예방)

알게 되었다. 비타민C는 혈액 속에만 녹아 있는데 비타민E는 세포의 막으로 파고들어 직접 생물 라디컬을 붙잡아 방어하고 자기 자신이 라디컬이 된다. 비타민C가 그 비타민E 라디컬을 원래의 비타민E로 되돌려놓고, 비타민C 라디컬이 되어 오줌에 섞여서 몸 밖으로 배설된다. 즉 비타민C와 E가 협력해서 세포가 암으로 변형되는 것을 막는 것이다(그림 3-7 참조).

💡 이렇게 먹는 것이 point _ **고기의 탄 부분에는 레몬이나 영귤의 즙을 뿌리자**

레몬 이외에도 영귤이나 카보스 같은 감귤류도 입맛을 돋우기 위해 흔히 생선이나 고기에 곁들여 나온다. 가마다 이사장은 "과일들에도 레몬과 똑같은 효과가 있을 가능성이 높다."라는 견해를 밝혔다.

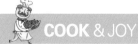

COOK & *JOY*

레몬 푸딩

1인분
열량 : 79kcal
염분 : 0.1g

●● **재료(2인분)**

A(젤라틴 1작은술, 물 2작은술) / B(설탕 2큰술, 물 1/2컵) / 레몬(과즙) 2큰술 / 레몬(껍질) 약간 /
달걀 노른자 2/3개 분량 / 설탕 1큰술 / 소스(딸기 40g, 설탕 1작은술)

1 A의 젤라틴을 물로 축축하게 적신다.

2 B를 끓인 것에 ①을 넣어 녹이고 불을 끈다.
레몬의 껍질을 강판에 갈아 넣고, 레몬즙을 첨
가한다. 이것을 체에 거른 다음, 차가운 얼음
속에 용기째 넣어 주걱으로 저으면서 식힌다.

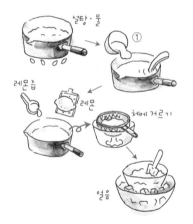

3 달걀 흰자는 대충 거품을 내 설탕을 넣어서 섞
고, 눅진해진 ②에 첨가하여 섞는다.

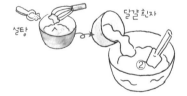

4 모양틀을 물로 적시고, ③을 넣어 식혀서 굳
힌다.

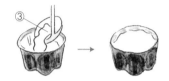

5 딸기를 가는 체에 으깨서 밭은 후, 설탕을
넣어 녹인다.

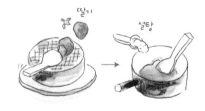

6 ④를 틀에서 꺼내 그릇에 담고, ⑤를 뿌린다.

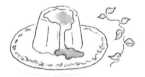

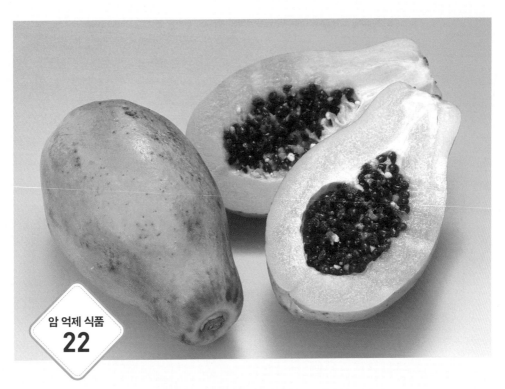

암 억제 식품

22

천사의 열매, 해독 효소를 활성화시킨다

파파야

'천사의 열매'로 일컬어지는 파파야. 나카무라 조수와 연구팀은 과일이 가진 해독 효소의 활성을 높이는 기능에 주목, 그 기능이 가장 뛰어난 과일로 파파야를 꼽았다. 아직은 우리에게 낯선 과일이지만, 디저트용으로 훌륭할 뿐 아니라 채 익지 않아 푸른빛을 띠는 파파야는 채소로도 이용할 수 있다.

> **연구자 _ 나카무라 요시마사**
> 나고야대학 대학원 생명농학연구과 조수. 1993년 교토대학교 농학부 졸업, 1998년 동 대학원 농학연구과 박사과정 수료(농학박사). 같은 해 일본학술진흥 특별연구원.

발암물질을 해독시키는
효소의 기능을 활성화

항암 성분 Key Point _ 이소티오시아네이트

 왜 암에 좋을까? **발암물질을 해독하는 효소의 작용을 높인다**

우리를 둘러싼 환경에는 여러 가지 발암물질이 흘러넘치고 있다. 발암물질이 체내에 들어오면 우선 간으로 운반되는데, 거기서 유전자에 돌연변이를 초래할 만한 형태로 대사가 이루어져 활성화된다.

그러나 활성화된 채로 있으면 유전자가 다치기 때문에, 우리의 몸은 그 활성화된 발암물질을 해독시키기 위한 효소를 원래부터 갖추고 있다. 그런데도 암세포가 발생하는 까닭은 대응할 수 없을 만큼의 유해 물질이 한꺼번에 들어오거나 저항력이 떨어져 해독이 불가능한 경우가 있기 때문이다. 때문에 발암의 위험성을 피하기 위해서는 평소에 해독 효소의 활성을 높여두어야 한다. 그러면 그만큼 많은 발암물질을 무독화할 수 있다.

나카무라 조수는 암 억제의 관점에서는 지금까지 주목받지 못했던 과일에 관심을 두고, 17종류의 과일의 추출액을 실험용 쥐의 간세포에 투여하여 해독 효소를 활성화하는 기능을 조사했다.

그 결과 가장 탁월한 활성화 기능을 가진 것이 파파야라는 사실을 알게 되었다(그림 3-8 참조). 그 활성화의

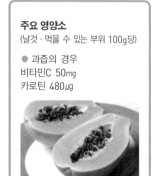

주요 영양소
(날것 · 먹을 수 있는 부위 100g당)

● 과즙의 경우
비타민C 50mg
카로틴 480㎍

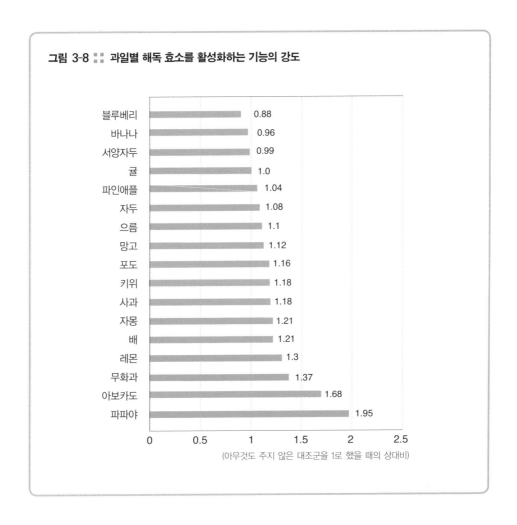

그림 3-8 :: 과일별 해독 효소를 활성화하는 기능의 강도

블루베리	0.88
바나나	0.96
서양자두	0.99
귤	1.0
파인애플	1.04
자두	1.08
으름	1.1
망고	1.12
포도	1.16
키위	1.18
사과	1.18
자몽	1.21
배	1.21
레몬	1.3
무화과	1.37
아보카도	1.68
파파야	1.95

(아무것도 주지 않은 대조군을 1로 했을 때의 상대비)

강도는 고추냉이나 브로콜리 같은 식품에 필적할 만한 것이다.

파파야에 함유된 성분을 분석한 결과, 해독 효소를 활성화시켰던 것은 바로 이소티오시아네이트였다(그림 3-9 참조). 과일 100그램당 약 3밀리그램이 함유되어 있는데, 이는 브로콜리에서와 거의 같은 양이다. 이 성분은 담배의 연기에 포함되어 있는 발암물질에 의한 폐암을 비롯하여 간 · 위 · 대장암에도 유효한 것으로 보고되고 있다.

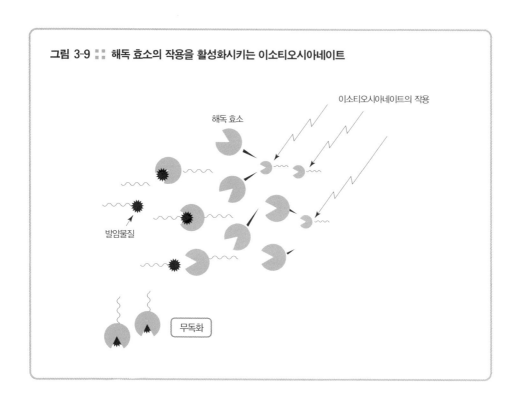

그림 3-9 ⠿ 해독 효소의 작용을 활성화시키는 이소티오시아네이트

이소티오시아네이트의 작용

해독 효소

발암물질

무독화

 이렇게 먹는 것이 point   **덜 익은 열매를 채소로 꾸준히 먹는다**

파파야는 비타민C와 카로티노이드가 풍부하고, 잘 익은 열매는 말랑말랑하고 단맛이 강한 것이 특징이다. 일부 지역에서는 익지 않아 푸른빛을 띠는 파파야 열매를 채소대용으로 볶음요리에 쓰기도 한다. 숙성되지 않은 파파야에는 '파파인'이라는 단백질 분해 효소가 함유되어 있어서 식용 이외에 고기의 연화제나 세안액으로도 사용되고 있다.

평소에 먹을 때는 덜 익어 단맛이 적을 때 오이 대용으로 먹는 방법이 있다. 생식으로 단맛을 즐기고 싶다면 식후에 먹기를 권한다. 소화효소인 파파인이 위장의 부담을 덜어주기 때문에 디저트로 적합하다.

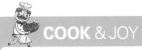

1인분
열량 : 89kcal
염분 : 0.3g

파파야 샐러드

●●● **재료 (2인분)**

파파야 작은 것 1개(240g) / 오이 1/2개(50g) / 셀러리 30g / 게 20g / 프렌치드레싱 1큰술 / 파슬리 약간

1 오이와 셀러리는 가늘게 썰고, 게는 살을 발라낸다.

2 프렌치드레싱으로 ①을 버무린다.

3 파파야는 1개를 반으로 갈라 씨를 빼낸 다음 거기에 ②를 넣는다.

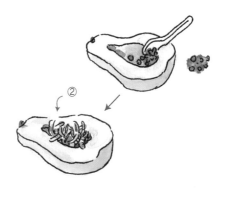

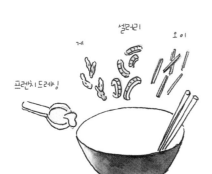

4 ③에 파슬리를 곁들인다.

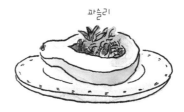

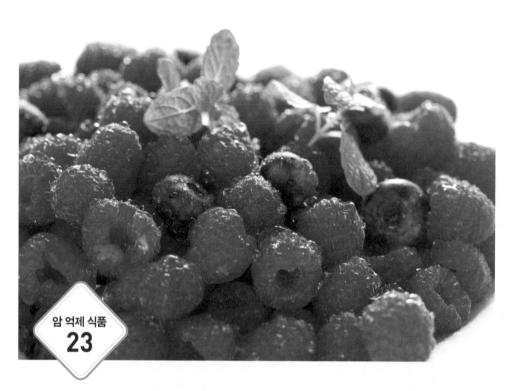

가공품보다 가능하면 날것으로 먹어라

베리류

베리류에는 자이로과당이 많이 함유되어 있어 아이들이 좋아하는 잼, 아이스크림, 주스, 디저트용으로 주로 이용되고 있다. 게다가 블루베리, 빌베리, 라즈베리 등은 안토시아닌을 다량 함유하고 있어 항산화 효과가 높다는 사실이 밝혀졌다. 베리류에 포함되어 있는 안토시아닌이 암세포의 증식을 억제하고, 아포토시스를 유도하기 때문이라고 한다.

연구자 _ 고보리 마스코   전문 분야 : 식품기능 및 세포생물학

독립행정법인 식품종합연구소 식품기능부 기능성분연구실. 치바대학교 대학원 약학연구과 박사과정 수료. 같은 해 농림수산성(현재 독립행정법인) 식품종합소 근무. 1998~2000년 미국 하버드대학교 의학부 유학(약학박사).

암세포의 증식을 억제하고
자기 사멸을 유도하는 색소 성분

항암 성분 Key Point _ 안토시아닌

 왜 암에 좋을까? _ **베리는 암세포의 증식을 억제하는 성분이 최고**

베리류에는 폴리페놀의 일종인 안토시아닌이라 불리는 천연 색소 성분이 많이 포함되어 있다. 이 안토시아닌이 암이나 심장병의 원인인 활성산소 같은 프리라디컬의 기능을 억제하는 항산화 효과가 높다는 사실이 밝혀졌다. 고보리 씨와 연구팀은 각종 베리류에 함유되어 있는 안토시아닌의 종류와 양, 안토시아닌을 함유한 총 폴리페놀의 양을 측정하고, 각각의 베리류에서 라디컬 소거 기능●을 측정해 안토시아닌과 라디컬 소거 기능의 관련성을 조사했다.

이 중에서 특히 주목할 만한 결과는 총 폴리페놀의 양과 안토시아닌의 양이 모두 높았던 빌베리로, 라디컬 소거 기능에서도 가장 높은 수치를 나타냈다. 또한 카우베리나 라즈베리처럼 안토시아닌의 양은 낮아도 총 폴리페놀의 양이 높으면 라디컬 소거 기능도 높게 측정됐다 (그림 3-10 참조).

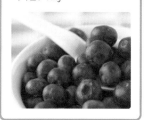

주요 영양소
(날것·먹을 수 있는 부위 100g당)

비타민E 1.7mg
엽산 12μg
비타민C 9mg

● 라디컬 소거 기능 : 암이나 심장병 등의 원인이 되는 활성산소 따위의 프리라디컬을 제거하는 기능.

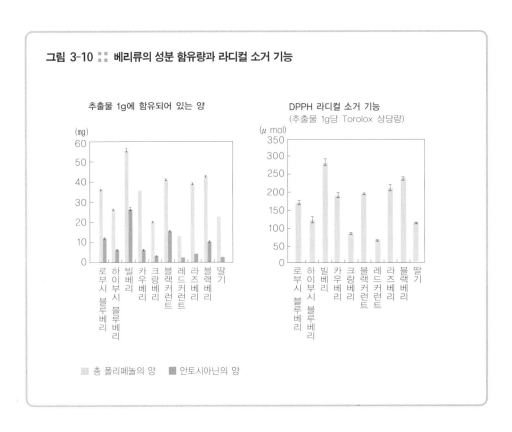

그림 3-10 :: 베리류의 성분 함유량과 라디컬 소거 기능

추출물 1g에 함유되어 있는 양

(mg)

DPPH 라디컬 소거 기능
(추출물 1g당 Torolox 상당량)

(μ mol)

로부시블루베리
하이부시블루베리
빌베리
카우베리
크랑베리
블랙커런트
레드커런트
라즈베리
블랙베리
딸기

■ 총 폴리페놀의 양   ■ 안토시아닌의 양

고보리 씨와 연구팀은 각각의 베리류가 암세포의 증식을 억제하는 효과에 대해서도 조사했다. 혈액암인 백혈병 세포(HL60)와 대장암 세포(HCT116), 두 종류의 암세포를 실험에 이용했다. 이 실험에서 모든 베리류가 암세포 증식을 억제한다는 사실을 분명히 확인할 수 있었는데, 그중에서도 특히 빌베리가 효과가 가장 높게 나타났다(그림 3-11 참조).

연구팀은 또 베리류의 안토시아닌이 암세포의 증식을 억제할 때, 백혈병 세포에서 암세포의 자기 사멸인 아포토시스●가 일어나고 있다는 사실을 확인했다. 이로써 채소와 과일에 함유되어 있는 플라보노이드 속에는 암세포에 아포토시스를 유도하는 효과를 지닌 성분이 있다는 것이 밝혀졌다.

그림 3-11 :: 베리류의 암세포 증식 억제 효과

살아있는 암세포 비율(%)

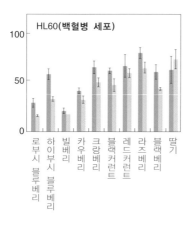

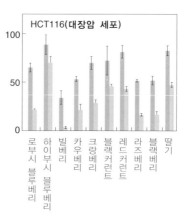

에탄올 용액으로 각 베리류의 유효 성분을 추출하여 농도 4mg/㎖(■)와 6mg/㎖(■)로 백혈병 세포(HL60)의 배양액에 첨가하고, 또한 농도 2mg/㎖(■)와 4mg/㎖(■)로 대장암 세포(HCT116)의 배양액에 첨가한 실험이다.

백혈병 세포는 24시간 후에 대장암세포는 48시간 후에 살펴보았다. 대부분 암세포의 수가 줄어들었는데, 그중에서도 빌베리가 모든 경우에서 가장 높은 억제율을 나타냈다.

암으로 변형되는 세포는 대개의 경우, 아포토시스가 억제되면서 이상증식을 계속한다. 그런데 실험에 의하면 증식을 계속하는 상태의 암세포를 베리류가 죽이는 작용을 하고 있는 것으로 보인다.

 이렇게 먹는 것이 point _ **안토시아닌은 가열하면 절반으로 줄어든다**

암세포를 사멸시키기 위해서 어느 정도의 베리류를 섭취해야 좋은지는 아직 모른다. 그러나 안토시아닌은 섭취하면 체내에서 흡수되어 혈액 속으로 들어간다는 사실은 확인되었다. 베타카로틴과 베타크립토키산틴은 매일 먹으면 혈액 속에서 일정한 농도를 유지하는데, 이에 비추어 안토시아닌 역시 매일 섭취하면 이와 똑같은 효과를 기대할 수 있다.

베리류의 라디컬 소거 기능은 잼으로 가공을 해도 거의 변하지 않지만, 안토시아닌은 가열이나 가공에 의해 어느 정도는 줄어든다. 가능하면 날것으로 먹는 것이 가장 효과적이다.

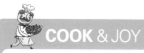
COOK & JOY

1인분
열량 : 104kcal
염분 : 0g

프루트 펀치

●● **재료(2인분)**

라즈베리 80g / 블루베리 80g / 사과 80g / 설탕 2큰술 / 물 2큰술 / 레몬즙 2작은술 / 레드와인 2큰술 / 탄산 3/4컵
/ 페퍼민트잎 약간

1 사과는 작게 막썰기를 한다.

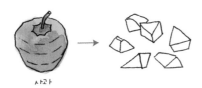

2 라즈베리, 블루베리는 씻어 놓는다.

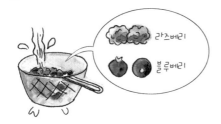

3 설탕과 물을 끓여 시럽을 만들어서 식힌다.

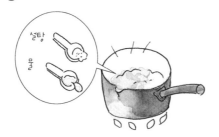

4 시럽과 레드와인, 레몬즙을 섞고, ①과 ②를 넣은 다음 탄산을 붓는다.

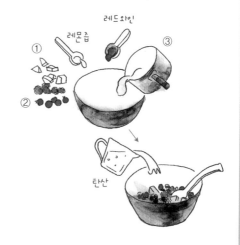

5 ④를 그릇에 담아 페퍼민트를 곁들인다.

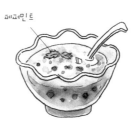

우유 성분 락토페린이 암 예방에 효과적이다!?

포유류 중에서도 사람의 젖
속에 들어있는 항균 단백질, 락토페
린은 대장암의 억제와 종양 증식을 늦추
는 데 효과가 있음이 밝혀졌다. 락토페
린 그 자체를 식품으로 구입하는 것은 불가능하지만, 락토페린을 첨가한 요구르
트가 상품화되는 등 그 효능이 주목을 끌고 있다.

락토페린이란 1939년 덴마크의 소렌센(Sorensen)에 의해 발견된 우유 속의 붉
은 단백질로 철 결합성 단백질을 일컫는 말이다. '락토'는 젖을, '페린'은 철을
의미하는데, 락토페린 분말이 옅은 붉은 빛깔을 띠는 것은 이 철 이온 때문이다.

항균 단백질로서 알려져 있는 락토페린에 주목한 것은 일본 국립암센터연구소
화학요법부와 중앙병원 연구팀이다. 그들은 락토페린의 대장암 예방 작용을 중
심으로 폐 전이 예방 작용에 대해서도 동물실험을 실시하였고, 동시에 사람의 간
암 예방을 목표로 C형 간염의 치료 효과에 대해서도 연구를 진행하고 있다.

락토페린은 여러 종의 포유류의 젖에 들어있는데, 사람의 것이 가장 농도가 높
고, 특히 초유에 많이 들어있다. 출생 직후 면역력이 떨어지는 유아에게 모유는
영양 공급의 역할뿐 아니라 감염으로부터 보호해주는 역할도 하는데, 락토페린

은 면역 글로블린과 함께 그 일을 담당하는 주요 성분이다.

더군다나 락토페린은 젖 이외에도 눈물, 침, 콧물, 오줌 같은 체액 속에도 존재하며, 감염에 맞서서 방어 라인을 맡고 있는 호중구의 2차 과립에도 포함되어 있다. 사람의 체내 곳곳에 존재하면서 감염으로부터 몸을 지키기 위한 활동을 하고 있는 것으로 보여진다.

실제로 락토페린이 대장암 억제에 얼마나 효과가 있는지 살펴보기 위해, 숫쥐를 기초 사료만을 준 그룹, 2퍼센트의 락토페린을 첨가한 사료를 준 그룹, 3퍼센트의 비피더스균 첨가 사료를 준 그룹, 이렇게 세 그룹으로 나눠 대장암의 전단계 상태(ACF)의 발생 정도를 비교하였다.

그 결과 대형 ACF는 기초 사료만을 준 그룹에서 발생했는데, 한 마리당 30.9개였다. 이에 반해 비피더스균을 준 그룹은 21.6개로 감소하는 경향을 보였고, 락토페린을 준 그룹은 17.0개로 더욱 확실한 억제 효과를 보였다. 이를 근거로, 장기간의 실험에 들어가 대장암에 대한 예방 효과를 조사하였다. 그 결과, 2퍼센트와 0.2퍼센트의 락토페린 첨가 사료를 준 그룹에서는 기초 사료만을 준 대조군에 비해 확실한 억제 효과를 보였다. 선암(어떤 종류의 물질을 분비하거나 배설하는 세포 조직의 암)의 개체당 수치를 비교해봐도 모든 락토페린 투여군에서는 확실한 억제를 보였으며, 종양 증식의 정도에 있어서도 대조군의 약 절반임을 알 수 있었다.

동물에게 락토페린을 섭취하게 했을 때 대장 외에도 혀, 방광, 식도, 폐의 발암을 예방함은 물론, 폐 전이 억제 효과가 있음이 확인됐다. 또한 락토페린을 C형 간염 환자에게 섭취하게 했더니 20퍼센트의 환자에게서 바이러스 양이 반으로 줄어들었다. 동물실험에서 나타난 각 장기의 암 예방 효과와 폐 전이 억제 효과가 사람에게도 유효한지, 그리고 그 작용이 락토페린 그 자체의 기능인지, 소화 분해된 단백질의 작용인지, 그것도 아니면 펩티드에 의한 것인지 등에 대해 어떤 연구 결과가 나올지 앞으로의 연구가 기대된다.

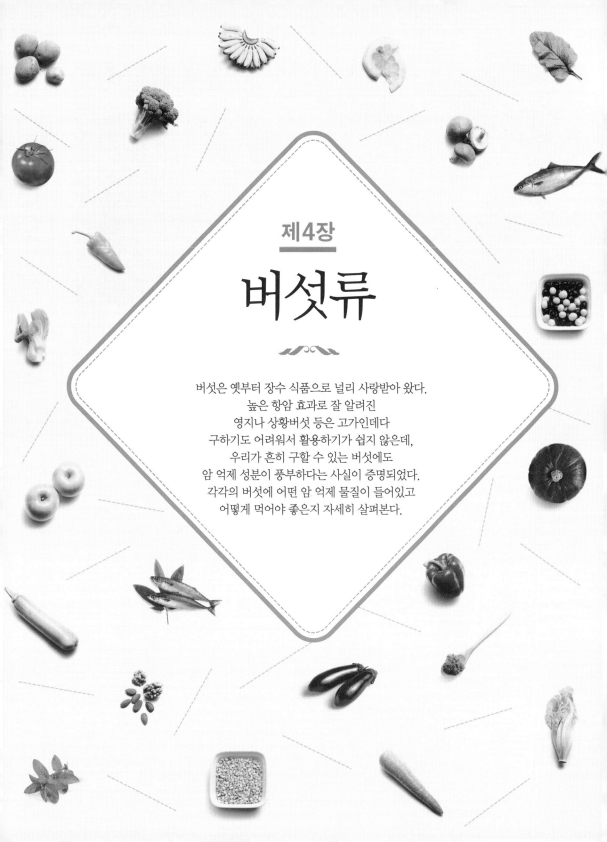

제4장

버섯류

버섯은 옛부터 장수 식품으로 널리 사랑받아 왔다.
높은 항암 효과로 잘 알려진
영지나 상황버섯 등은 고가인데다
구하기도 어려워서 활용하기가 쉽지 않은데,
우리가 흔히 구할 수 있는 버섯에도
암 억제 성분이 풍부하다는 사실이 증명되었다.
각각의 버섯에 어떤 암 억제 물질이 들어있고
어떻게 먹어야 좋은지 자세히 살펴본다.

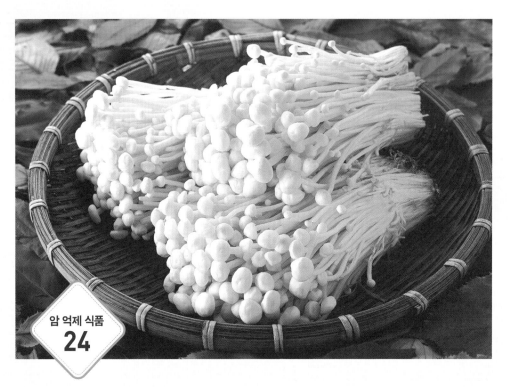

암 억제 식품

24

우리 몸의 청소부, 엄청난 배설 효과

팽이버섯

팽이버섯은 특별한 향은 없지만, 담백하고 쫄깃한 맛이 그만이다. 게다가 다량의 비타민과 아미노산을 함유하고 있어 항균 작용 및 각종 성인병 예방에도 효과적이라고 한다. 이번 실험에서는 연구자가 직접 자신의 암에 팽이버섯의 추출물을 투여하여 강력한 암 억제 효과를 확인하였고, '암세포의 증식 정지'에 대한 인체 실험이라는 세계 최초의 실증까지 남겼다.

연구자 _ 다나카 시게오 전문 분야 : 암의 면역요법

다나카외과 원장. 1954년 도쿄대학교 의학부 의학과 졸업. 1955년 도쿄대학교 제3외과. 치바대학교 생화학을 거쳐 1962년 도쿄대학교 의학박사. 1962년 미국 펜실베이니아대학교 의학부 연구외과 초빙 연구원. 1965년 호쿠신종합병원 외과 · 특수외과의장. 1986년 나가노 현 오부세마찌에 다나카외과 개업.

연구자 자신의 암을 두 번이나 고쳐
증명한 강력한 항암 작용

항암 성분 Key Point _ **단백 다당체**

 왜 암에 좋을까? _ **연구자 자신의 직장암, 피부암을 고쳐준 팽이버섯**

(1) 대규모 역학조사에서 밝혀진 재배 농가의 낮은 사망률

나가노 현은 팽이버섯의 주요 산지다. 다나카 박사는 1972년에서 1986년까지 15년
간 실시한 역학조사로 팽이버섯 재배 농가에서는 사망률이 낮다는 사실을 발견했다. 나
가노 현 전 지역의 암 사망률과 비교하면, 평소에 팽이버섯을 먹을 기회가 많은(주 3~4
회) 팽이버섯 재배 농가의 암 사망률은 약 60퍼센트에 불과했다고 한다(그림 4-1 참조).

(2) 발암 위험 인자가 방어 인자로 변환

역학조사의 데이터를 분석해본 결과, 팽이버섯은 식품 속의 발암 위험 인자를 없앨
뿐 아니라 반대로 방어 인자로 변환시킨다는 사실도 알 수 있었다. 팽이버섯을 매일 먹
음으로써 생선구이의 탄 부분, 된장국, 채소절임 같은 발
암 위험 인자를 지닌 식품이 도리어 암을 막는 기능을 강화
하여 암 예방 식품이 되었다(그림 4-2 참조). 단, 담배의 경우
에는 인자의 변환이 이뤄지지 않았다.

(3) 자신의 직장암과 피부암에 팽이버섯 추출물 단독 실험

●**직장암(63세, 1993년 1월 증상이 나타남)** : 일이 바빠 수술
을 연기하고, 그동안 하루에 FEH-G● 1800밀리그램씩을

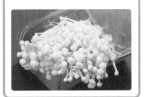

주요 영양소
(날것·먹을 수 있는 부위 100g당)

칼륨 100mg
비타민C 50mg

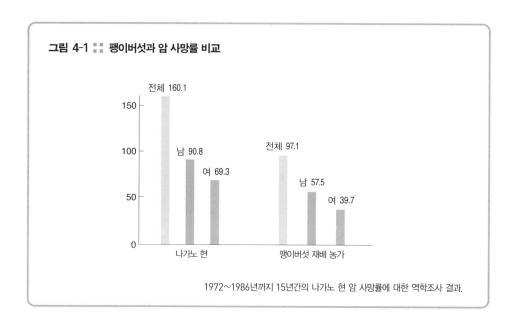

그림 4-1 ▓▓ 팽이버섯과 암 사망률 비교

전체 160.1
150
100
남 90.8
여 69.3
전체 97.1
남 57.5
여 39.7
50
0

나가노 현   팽이버섯 재배 농가

1972~1986년까지 15년간의 나가노 현 암 사망률에 대한 역학조사 결과.

2개월 동안 복용했다. 그 결과 암의 크기가 직경 30밀리미터에서 12밀리미터로 축소(40퍼센트)되었다(그림 4-3 참조).

FEH-G를 먹기 전과 후 면역 염색●을 통해 검사한 바에 따르면, 증식하고 있는 세포의 핵이 물드는 Ki-67의 경우에서 FEH-G를 먹기 전에는 90퍼센트(강한 양성)였는데, 복용한 지 2개월 뒤에는 10퍼센트 이하(음성)라는 결과가 나왔다. 이는 암세포가 사실상 증식을 멈춘 것을 의미한다.

이 결과에 대해 다나카 박사는 다음과 같이 말하고 있다.

"수술 전에 방사선 치료나 항암제 치료를 받지 않았고, 암의 자연 치유도 아닌데 암세포의 증식이 멈춘 것은 팽이버섯의 강력한 면역 능력 증강에 따른 항종양 효과가 나타난 것이라고 말할 수 있다."

● FEH-G : 팽이버섯의 열탕 추출물 FEH-1을 과립화한 제제.

● 면역 염색 : 항원과 항체의 특이한 결합을 이용하여 조직이나 세포의 항원을 현미경 아래서 보이도록 물들이는 기술.

그림 4-2 ░░ 팽이버섯 섭취 빈도별 방어인자 · 위험인자 비교도

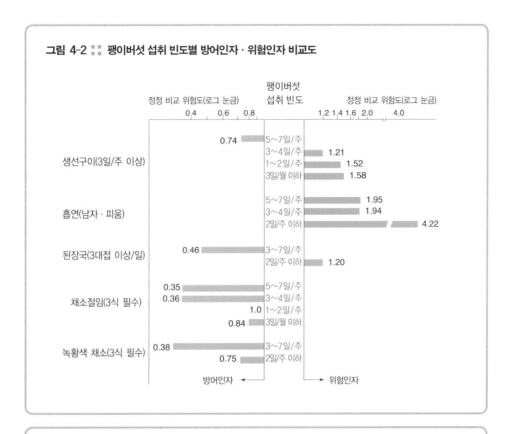

정정 비교 위험도(로그 눈금)

팽이버섯 섭취 빈도

정정 비교 위험도(로그 눈금)

0.74	5~7일/주	
	3~4일/주	1.21
	1~2일/주	1.52
	3일/월 이하	1.58

생선구이(3일/주 이상)

	5~7일/주	1.95
	3~4일/주	1.94
	2일/주 이하	4.22

흡연(남자 · 피움)

| 0.46 | 3~7일/주 | |
| | 2일/주 이하 | 1.20 |

된장국(3대접 이상/일)

0.35	5~7일/주	
0.36	3~4일/주	
1.0	1~2일/주	
0.84	3일/월 이하	

채소절임(3식 필수)

| 0.38 | 3~7일/주 | |
| 0.75 | 2일/주 이하 | |

녹황색 채소(3식 필수)

방어인자 ←   → 위험인자

그림 4-3 ░░ 직장암(임상 예)

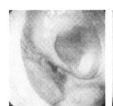

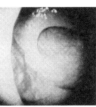

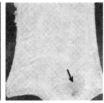

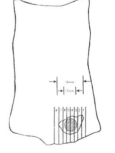

a. 1993년 3월(내시경 사진)

b. 1993년 5월(내시경 사진) FEH-G 복용 2개월 후, 수술 전

c. 1993년 5월 적출한 직장. 화살표 부분에 암이 있다.

d. c를 간략히 그린 것. 직경 30mm의 함몰 부분이 있는데 그 중앙 12mm의 적색 돌출 부위에서 암세포가 확인되었다.

●피부암(68세, 1998년 5월 증상이 나타남) : 직장암 수술을 받은 지 5년 후, 이번에는 왼뺨에 피부암이 나타났다. 그래서 직장암 수술 후 1일 1200밀리그램으로 떨어뜨렸던 FEH-G 복용량을 1800밀리그램으로 다시 올렸다. 1개월 뒤부터 종양이 급속히 축소되기 시작, 1년 후(1999년 8월)에는 아주 연한 갈색의 색소 침착만을 남기고 수그러들어 완치로 판정되었으며, 3년 후에도 재발은 없었다(그림 4-4 참조).

 이렇게 먹는 것이 point   **1일 10그램, 국물과 함께 먹으면 예방 효과 더 높아**

팽이버섯은 일상적으로 먹는 식품이며, 부작용이 거의 없다. 암 예방을 목적으로 팽이버섯을 먹을 때는 된장국이나 전골로 해서 먹는 것이 좋다고 한다. 이때 국물도 같이 먹는 것이 중요하다. 발암을 예방하기 위해서는 달걀찜에 팽이버섯 10그램을 넣고 전부 먹는 것이 가장 효율적이다. 구입할 때는 전체적으로 탄력이 있고, 줄기가 가지런하며, 흰 것을 골라야 신선하다. 뿌리 부분이 짙은 갈색을 띠거나 갓이 완전히 펴진 것은 오래된 것이라 맛이 떨어진다.

그림 4-4 :: 피부암(임상 예)

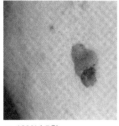
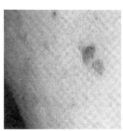
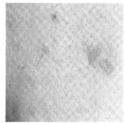

a. 1998년 5월   b. 1999년 1월   c. 1999년 7월

팽이버섯 FEH-G만을 단독으로 복용하여, 1년 후에는 암이 완전히 소실되었다.

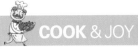

COOK & JOY

1인분
열량 : 88kcal
염분 : 0.8g

팽이버섯 볶음

●● **재료(2인분)**

팽이버섯 100g / 쪽파 40g / 닭고기 저민 것 50g / 생강 약간 / 샐러드유 1/2큰술 / 조미료A(다시 1/4컵,
간장 2작은술, 미림 2작은술) / 녹말가루 2/3작은술

1 팽이버섯은 밑동을 자르고, 길이를 반으로
나눈다.

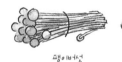

팽이버섯

2 쪽파는 어슷하고 가늘게 썬다.

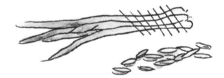

3 냄비에 기름을 두르고 달궈지면 생강 저민
것, 닭고기 저민 것을 넣고 볶는다. 어느
정도 익으면 ①, ②를 첨가하여 볶고, 조미
료 A를 넣는다. 잠시 가열하다가 물에 갠
녹말로 걸쭉하게 만든다.

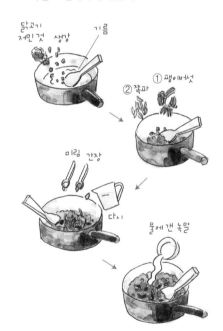

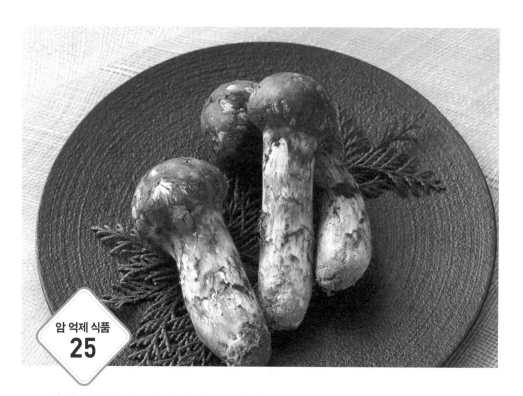

암 억제 식품
25

신선한 상태로 굽지 말고 쪄서 먹어라

송이버섯

'버섯의 제왕', '산속의 소고기'로 인기가 높은 송이버섯. 예전부터 버섯류는 암 억제 효과로 주목을 받아왔는데 최근 들어서는 일상적으로 먹고 있는 버섯의 효용에 대한 관심이 높아지고 있다. 특히 송이버섯은 암세포만을 선별해서 직접 공격하는 놀라운 특질이 있다고 한다.

연구자 _ 가와무라 유키오 전문 분야 : 단백질의 구조와 기능 등

긴키대학교 대학원 응용생명과학과 교수. 1976년 교토대학교 대학원 농예화학전공 박사과정 수료. 같은 해 동 대학에서 교양부 비상근 강사, 문부성 학술진흥회 장려 연구원. 1977년 식량과학연구소 조수. 1983년 미국 하버드대학교 의학부 분자생리학 연구실 연구원. 1987년 농림수산성 식품종합연구소 단백질연구실 실장.

송이버섯은 암세포를
직접 공격한다

항암 성분 Key Point _ 마츠타케 항종양, 단백질(MAP)

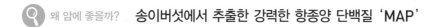 **왜 암에 좋을까? 송이버섯에서 추출한 강력한 항종양 단백질 'MAP'**

가을 미각의 대표적인 재료로 꼽히는 송이버섯. 송이버섯에는 매우 효과 높은 항종양 물질이 있다는 사실이 긴키대학교 대학원 응용생명과학과 가와무라 교수팀의 실험에서 밝혀졌다. 가와무라 교수팀은 송이버섯을 포함한 버섯류, 락교, 죽순 , 갓 등 23종류의 식품 추출물을 동결건조시켜 실험을 했다.

암 바이러스 'SV40'●에 대한 실험에서 송이버섯 성분이 종양 세포에 대한 가장 강력한 증식 억제 효과를 나타냈다. 가와무라 교수팀은 송이버섯 성분에서 얻은 항종양 단백질을 '마츠타케 항종양 단백질(MAP)'이라고 명명했다.

마츠타케 항종양 단백질(MAP)의 성질을 조사하기 위해 가와무라 교수팀은 암세포의 배양액에 10밀리미터 당 약 10마이크로그램의 MAP를 첨가했다. 그 결과 종양 세포의 대부분은 죽었지만, 정상 세포에는 거의 영향을 미치지 않았다. 다시 말해 마츠타케 항종양 단백질(MAP)은 암세포만을 선별해서 직접 공격하는 성질을 갖고 있다.

참고로 표 4-1을 보면 버섯류의 항암 작용 중에서도 송이버섯이 가장 높은 효과를 나타낸다는 것을 알 수 있다.

● SV40 : 사람의 자궁경부암을 일으키는 것으로 보여지는 'HPV(휴먼 파필로마 바이러스)' 와 발암 메커니즘이 매우 유사한 바이러스를 말한다.

표 4-1 :: 버섯류의 종양 저지율과 암세포만을 선택 공격하는 비율 비교

(쥐의 세포)

버섯		종양 저지율*(%)	종양저지율**(%)	LD50***(μg/mℓ)	선택성****
●말굽버섯과	잎새버섯	–	86.3	19.4	1.4
●송이과	표고버섯	80.7	77.9	31.8	0.9
	팽이버섯	81.1	61.7	12.0	1.4
	느타리버섯	75.3	62.7	15.6	1.8
	송이버섯	91.8	–	4.3	3.7
●모에기버섯과	담자균류 버섯	86.5	62.7	14.7	0.8
●머시룸과	양송이	2.7 ng	71.3	16.2	0.4

* 열탕 추출 농축액(복강내)   ** 시판되고 있는 분말 시료에 건조분말 20%를 포함시킴(경구)
*** 형질전환 세포에 대한 수치(단백질 농도)   **** 정상 세포에 대한 LD50 수치/형질전환 세포에 대한 LD50 수치
※LD50 수치 : 세포 수를 세었을 때 50%의 증식 저지를 나타내는 시료의 농도

하지만 마츠타케 항종양 단백질(MAP)은 분자량이 커서 투여 방법에 대한 연구 등 몇 가지 문제가 남아 있다. 그렇기 때문에 실용화 단계에 이르기까지는 단백질에 화학 시약을 작용시켜 화학구조를 변화시키는 방법이라든가 그 밖의 물질을 첨가하는 방법이 요구되고 있다. 대신, 유전자 재편성 기술에 의해 송이버섯을 양산할 수 있는 가능성을 발견했다는 것은 무척 반가운 소식이다.

 이렇게 먹는 것이 point   **고온을 피해 질주전자에 찌는 것이 좋다**

송이버섯의 성분을 제대로 섭취하려면 고온을 피하는 것이 좋다고 한다. 조리를 할 때는 직접 불에 굽기보다는 질주전자에 넣어 쪄 먹는 것이 송이버섯의 유효 성분을 그대로 살릴 수 있는 방법이다. 버섯은 갓이 완전히 펴진 것보다 펴지기 전의 상태에 있는 것이 신선하고 좋은 것이다. 계절을 타는 송이버섯을 보존할 때는 랩에 싸서 냉동 보관하면 된다. 송이버섯도 신선한 상태에서 먹는 것이 가장 좋은데, 일단 냉동이 되면 맛도 유효 성분도 저하되는 경향이 있기 때문이다.

송이버섯밥

1인분
열량 : 296kcal
염분 : 1.2g

●●● **재료(2인분)**

쌀 1컵 / 송이버섯 80g / 노란 국화 10g / 청주 2작은술 / 소금 1/3작은술 / 간장 1/2작은술

1 쌀은 씻어 적당량의 물에서 30분~1시간 불린다.

2 송이버섯은 반 토막 내 각각을 얇게 썬다.

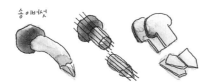

송이버섯

3 ①에 ②, 청주, 소금, 간장을 넣고 보통 밥 짓듯이 밥을 한다.

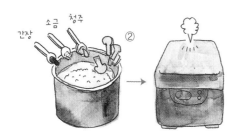

간장 소금 청주 ②

4 노란 국화는 꽃잎을 따서 살짝 데쳐 ③에 넣는다.

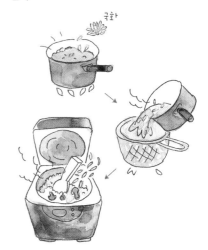

국화

Tip

버섯의 밑동은 칼로 연필을 깎는 것처럼 얇게 깎아낸다. 벌레 같은 것이 있으면 소금물에 몇 분 담가둔다.

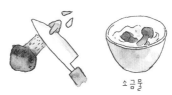

소금물

아하 그렇구나 주목받고 있는 상황버섯

상황버섯은 뽕나무에 혹 모양으로 기생하는 다년생 말굽버섯이다.

일본, 동남아시아, 북아메리카, 호주 등에 넓게 분포하지만 자연 상태에서 자란 것은 구하기가 어렵고, 또한 재배도 힘들어 오랫동안 환상의 버섯으로 일컬어져 왔다.

상황버섯은 그 희소성 때문에 최근까지도 비섯의 항종양 활성에 관한 연구가 이루어지지 않아 잊혀져 가는 존재였다. 그러나 1980년 후반, 니시조 중앙병원의 야마나 세이조 의사가 상황버섯의 균사체를 배양, 임상 연구를 시작하면서 주목을 끌었고, 한국생명공학연구소에서는 유익동 박사를 중심으로 기초 실험이 실시되어 큰 성과를 올렸다.

더욱이 유익동 박사는 상황버섯에 대한 탐구를 계속 진행하여, 항종양 활성이 높은 PL2, PL5의 배양균사체 메시마(상황버섯의 일본 이름 '메시마코부'에서 유래)를 발견하였다.

이 연구는 한국 정부의 국가 프로젝트가 되어 '메시마'라는 제제를 탄생시켰고, 1993년에는 의약품으로 인가되었다. 또한 일본에서도 가나자와대학 약학부의 오타 도미히사 교수팀에 의해 경구투여 실험이 실시되어 항종양 활성이 확인되었다(1999년 논문 발표).

"메시마는 암을 직접 공격하는 것이 아니라, 인간이 본래 갖고 있는 면역 기능에 작용하여 항암 효과를 높이는 간접적인 기능을 하고 있다."라고 유전자영양학 연구소의 마쯔나가 마사시 박사는 밝혔다.

인간 게놈의 전모가 밝혀짐에 따라 종양 면역학이 하나의 학문 영역으로 독립하여 큰 발전을 거두고 있다. 암세포를 공격하는 세포로는 NK세포, NKT세포, 매크로파지 같은 면역 세포, 그리고 그것들을 총괄하는 Th세포, 암세포 위에 표식을 붙이는 B세포 등이 있는데, 상황버섯의 기초 실험을 통해 NK세포, 매크로파지, Th세포, B세포 등의 기능을 유효하게 높인다는 사실을 알 수 있었다.

마쯔나가 박사에 따르면 화학요법제와 비교하여 메시마에는 다음과 같은 특징이 있다고 한다.

① 암을 예방하는 효과가 있다.

② 특히 암의 전이를 억제하는 효과가 높다.

③ 면역 조절로 질병에 효과를 나타낸다.

④ 면역력의 균형을 조절함으로써 암과 간접적으로 싸운다.

⑤ 경구 섭취로도 효과가 있다.

⑥ 부작용이 거의 없다.

⑦ 항암제만 사용하는 것보다 같이 사용하면 항암 효과를 높인다.

⑧ 항암제의 부작용을 줄인다.

따라서 당뇨병, 아토피, 류머티즘 같은 자기면역 질환, 알레르기와 에이즈 같은 면역 부전에도 그 작용이 기대된다.

현재 위와 같은 작용에 대해 충분한 해명을 위한 기초 실험이 진행되고 있고, 증상별 임상 연구도 기대되고 있다.

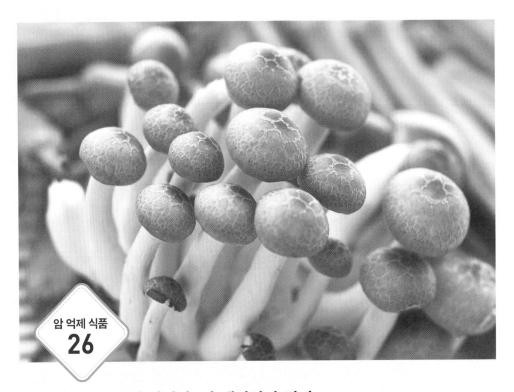

어떻게 먹든 매일 먹어라, 암 예방약과 같다

만가닥버섯

만가닥버섯은 느릅나무 같은 활엽수 고목이나 그루터기에서 가을철에 다발로 발생하는 백색목재부후균으로 무즙을 섞어 조미한 요리, 비빔밥, 스파게티 등 다양한 요리에 사용되고 있다. 4인 가족이 하루에 1팩 정도를 매일 먹는다면 암 예방약을 먹는 것과 같은 효과가 있다고 한다.

연구자 _ 이케가와 데츠로

일본통합의학연구회 상임이사. 1957년 도쿄대학교 의학부 약학과 졸업. 1962년 동 대학교 약학부 대학원 수료. 같은 해 미생물화학연구소 주임 연구원. 1965년 국립암센터 연구소 입소. 1968~1969년 미국 바듀대학교에 유학하여 암 억제 다당체 연구. 1991년 가나자와대학교 교수. 1992년 동 대학교 대학원 교수.

만가닥버섯을 늘 먹는 것은
암 예방약을 먹는 것과 같다

항암 성분 Key Point _ 당단백질 다당체

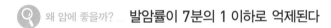 **왜 암에 좋을까?** __ **발암률이 7분의 1 이하로 억제된다**

만가닥버섯은 그 자체에 발암 억제 효과가 있다는 사실이 이케가와 박사의 실험에서 밝혀졌다.

이케가와 박사와 연구팀은 72마리의 쥐를 두 그룹으로 나눠, A그룹에는 보통의 먹이를, B그룹에는 보통의 먹이에 만가닥버섯의 건조분말 5퍼센트를 섞어서 주었다. 그리고 7일째 모든 쥐의 피하에 강력한 발암제를 주사하고, 경과를 비교했다.

그 결과 그림 4-5에서 보듯이, A그룹에서는 16주째에 1마리에게서 암이 나타났고, 76주 동안에는 21마리가 암에 걸렸다. 한편 B그룹에서는 25주째와 26주째, 그리고 63주째에 각각 1마리씩에게서 암이 발생하였으며, 76주 동안에는 모두 3마리가 암에 걸렸다. 발암률이 A그룹에 비해 7분의 1로 억제된 것이다.

만가닥버섯의 추출 성분에 면역 기능을 높이는 활성과 항산화성*이 있다는 사실에 비추어, 자실체*에도 같은 작용이 있지 않을까 추측한 연구팀은 또 다른 실험을 했다.

> **주요 영양소**
> (날것 · 먹을 수 있는 부위 100g당)
> 단백질 2.7g
> 지방질 0.6g
> 식이섬유 3.7g
> (소화성이 떨어지는 당질이 많이 함유되어 있다)

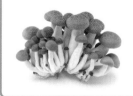

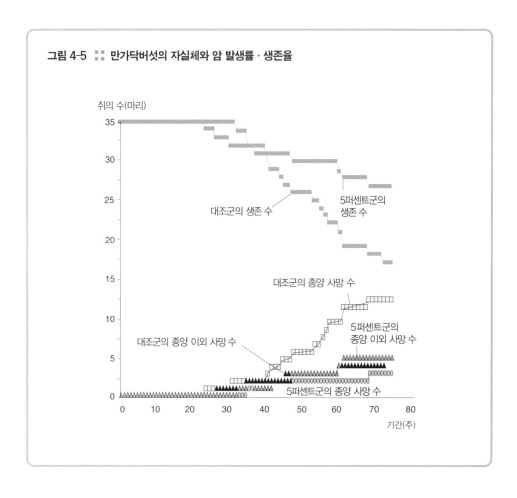

그림 4-5 ░░ 만가닥버섯의 자실체와 암 발생률 · 생존율

쥐의 수(마리)

대조군의 생존 수

5퍼센트군의 생존 수

대조군의 종양 사망 수

대조군의 종양 이외 사망 수

5퍼센트군의 종양 이외 사망 수

5퍼센트군의 종양 사망 수

기간(주)

실험용 쥐를 두 그룹으로 나눠 A그룹에는 자실체 추출물의 분말 10퍼센트를 섞은 먹이를, B그룹에는 보통의 먹이를 주고 26일간 사육했다.

● 항산화성 : 항산화성이란 그 자체가 산화함으로써 다른 물질의 산화를 막는 것을 말한다. 생체 내에는 항산화성을 지닌 물질이 존재하지만, 노화가 진행됨에 따라 혈장의 항산화성이 저하하여 핏속에 산화한 지방질(과산화지방질)이 증가하게 된다. 이러한 작용으로 동맥경화라든가 당뇨병 따위가 발생하는 것으로 알려져 있다. 그렇기 때문에 식품으로 항산화 성분을 보충할 필요가 있다.

● 자실체 : 균류에서 포자가 만들어지는 부분이 모여 덩어리 상태가 된 것. 버섯은 자실체의 전형.

그 후 쥐의 혈장을 채취하여 항산화성을 측정한 결과, 자실체가 들어간 먹이로 사육한 A그룹 쥐의 항산화성이 향상되고 있는 것이 확인되었다. 이는 자실체 자체가 항산화성 성분을 보충하는 식품이라는 사실을 증명하는 것이다.

💡 이렇게 먹는 것이 point _ **날것을 통째로 먹어도 좋고 열을 가해도 좋다**

만가닥버섯이 암을 억제하는 작용에는 날것이든 열을 가한 것이든, 지나치게 가열하지 않는 한 그 효과는 차이가 없다. 따라서 다양한 조리법으로 평소에 늘 섭취한다면 암 억제 효과를 기대할 수 있다.

만가닥버섯을 먹을 때는 꼭꼭 씹는 것이 중요하다. 타액과 충분히 섞이면 소화효소인 아밀라아제가 작용하여, 활성 성분이 잘 빠져나오게 되어 암 억제 효과가 더욱 높아지기 때문이다.

버섯류는 대부분 수분으로 이루어져 있기 때문에 날것 그대로 냉장고에서 보존할 수 있는 기간이 1~2일밖에 안 된다. 보다 오래 보존하고자 할 때는 잘게 나눠 비닐봉지에 넣어서 냉동 보관하는 것이 좋다.

만가닥버섯 구이 무즙 버무림

1인분
열량 : 24kcal
염분 : 0.8g

● ● **재료 (2인분)**

만가닥버섯 100g / 간장 1/2작은술 / 무 150g / 파드득나물 10g / A(식초 1큰술, 다시 1큰술, 소금 1/5)

1 만가닥버섯은 밑뿌리를 떼어내고, 하나씩 나눠 석쇠에 올려놓고 양면을 구워 간장을 뿌린다.

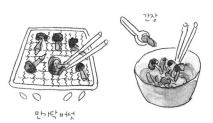

간장

만가닥 버섯

2 파드득나물은 살짝 데쳐 3cm 길이로 자른다.

3 무는 강판에 갈아서 살짝 물기를 뺀다.

4 A를 섞어 ③과 혼합한 다음 ①과 ②를 넣고 무친다.

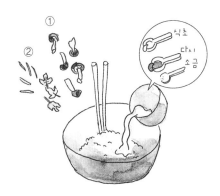

①
②
식초
다시
소금

Tip

재배 버섯은 밑동의 딱딱한 부분을 잘라내고, 적당한 포기로 나누거나 하나하나 뜯어서 이용한다.

잘라낸다

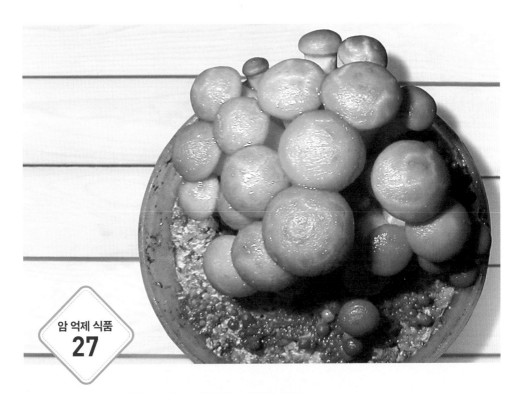

혈액이 맑고 원활하게 순환되는 것을 돕는다

맛버섯

독특한 미끈거림과 씹히는 맛이 좋은 맛버섯. 맛버섯을 우려낸 추출액에는 86.5퍼센트의
수치를 기록할 정도로 매우 높은 암 억제 효과가 있다고 한다. 이것을 우리의 식생활에 적
용시킨다면 '맛버섯 된장국'이 효과적이라고 말할 수 있다. 하루에 한 그릇, 맛버섯이 들
어간 된장국으로 암 예방을 기대해본다.

연구자 _ 이케가와 데츠로

일본통합의학연구회 상임이사. 1957년 도쿄대학교 의학부 약학과 졸업. 1962년 동 대학 약학부 대학원 수료. 같은
해 미생물화학연구소 주임 연구원. 1965년 국립암센터연구소 입소. 1968~1969년 미국 바듀대학교에 유학하여 암
억제 다당체 연구. 1991년 가나자와대학 교수. 1992년 동 대학 대학원 교수.

암 증식 저지율이 높은
맛버섯 추출액

항암 성분 Key Point _ 맛버섯 자실체

 왜 암에 좋을까? **맛버섯을 우려낸 액으로 암세포 증식을 86.5퍼센트 저지**

맛버섯의 자실체에 암 억제 효과가 있다는 사실이 이케가와 박사 연구팀의 실험에서 밝혀졌다.

이케가와 박사는 복부 피하에 암세포를 이식한 쥐에 대한 실험에서 생리식염수를 주사한 대조군과 맛버섯 추출물을 주사한 그룹을 비교했을 때 암세포 무게가 86.5퍼센트나 차이가 나는 것을 발견했다. 대조군은 10.4그램, 추출물 주사군은 1.4그램으로 현저한 암 증식 저지작용을 나타낸 것이다. 연구팀의 또 다른 자료(표 4-2 참조)에서 버섯류의 항종양 작용을 확인해볼 수 있다.

주요 영양소
(날것 · 먹을 수 있는 부위 100g당)

단백질 1.7g
지방질 0.2g
식이섬유 3.3g

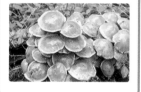

혈액을 맑게 하여 순환기 계통의 질병을 예방

나가노 현 농촌공업연구소와 위생공해연구소의 공동 연구에 의하면 식용버섯에는 혈액을 원활하게 순환시켜주는 작용이 있다는 사실도 밝혀졌다.

● 혈전병 : 혈관 안에서 피가 엉기어 굳은 덩어리를 혈전이라 하며 이로 인해 생기는 병을 혈전병이라 한다.

표 4-2 :: **식용버섯 자실체 열탕 추출물의 항종양 작용**

버섯 이름	완전 퇴치율	종양 무게(g)	억제율(%)
표고버섯	6/10 0/10	2.2 11.4	80.7
팽이버섯	3/10 0/10	2.1 11.4	81.1
느타리버섯	5/10 0/10	2.3 9.4	75.3
칸타케	0/8 0/9	2.3 8.3	72.3
맛버섯	3/10 0/10	1.4 10.4	86.5
송이버섯	5/9 0/9	0.76 9.3	91.8
목이버섯	0/9 0/9	4.9 8.3	42.6
양송이버섯			12.7
만가닥버섯	30mg/kg 10mg/kg		100 72

※표 읽는법
- 완전퇴치율은 버섯 추출물 주사군(윗줄)과 생리 식염수 대조군(아랫줄)의 결과를 보여준다. 표고버섯의 경우 버섯 추출물을 주사한 쥐 10마리 중 6마리에서 종양이 없어졌고, 생리식염수를 주사한 쥐 10마리에서는 단 한 마리도 종양이 없어지지 않았다는 것을 의미한다.
- 양송이 버섯의 경우는 완전 퇴치에 대한 실험 결과가 없다.
- 만가닥 버섯은 버섯 추출물을 대상 쥐의 몸무게 3kg당 30mg을 주사한 경우와 10mg을 주사한 경우의 억제율만을 의미한다.

혈액순환이 나빠지면 심근경색, 협심증, 뇌 장애, 노인성 치매 같은 혈전병●에 걸리기 쉽기 때문에 혈액이 맑고 원활하게 순환되는 것이 무엇보다도 중요하다.

18~20세의 여성을 11명씩 나눠 맛버섯, 팽이버섯, 만가닥버섯 3종류를 각각 먹게 하고, 실험 전과 후에 모세혈관 속의 혈액순환이 원활하게 이루어지는지 여부를 측정했다. 건강에 이상이 없는 사람의 평균 통과시간은 50초(기준 범위 40~60초)이며, 그 이상이면 '피가 걸쭉하다, 탁하다'고 말할 수 있는 상태라고 본다. 이 실험에서 버섯을 먹기 전에는 대상자의 평균치가 69.6초였지만 버섯을 먹은 후에는 평균 42.7초로 개

선되었다. 더군다나 '피가 걸쭉하다'고 판단되던 사람의 수도 10명에서 2명으로 줄어들었다.

이와 같은 결과는 녹즙보다도 훨씬 좋은 것으로, 버섯을 먹으면 혈액이 깨끗해지고 원활하게 순환된다는 사실을 나타내는 것이다. 그중에서도 맛버섯을 먹은 여성의 혈액 흐름이 가장 원활했다. 이런 작용을 나타내는 활성 본체가 아직 확실하게 밝혀지지는 않았지만, 어쨌든 식용버섯이 암뿐 아니라 순환기 계통의 생활습관병의 예방에도 도움이 된다는 것을 알 수 있다.

💡 이렇게 먹는 것이 point　　아침상에 맛버섯 된장국을 올리자

최근의 연구에 따르면 된장에도 프리라디컬 소거 활성이 있다고 한다. 맛버섯의 결점을 보충한다는 측면에서 맛버섯이 들어간 된장국을 권장한다.

맛버섯을 고를 때는 버섯의 갓이 완전하게 펴지지 않은 것이 맛과 향이 좋다. 중간 크기는 맛이 좋고, 작은 크기는 보기가 좋아 귀한 대접을 받고 있다.

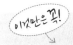

버섯류는 불을 끄기 직전에 냄비에 넣는다

맛버섯 같은 버섯류를 불에서 조리할 때에는 불을 끄기 직전에 냄비에 넣는 것이 좋다. 그래야 프리라디컬 소거 능력이 떨어지지 않는다.

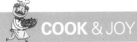

1인분
열량 : 48kcal
염분 : 0.7g

맛버섯 버터 볶음

●● 재료(2인분)

맛버섯 100g / 꼬투리째 먹는 강낭콩 40g / 마늘 약간 / 버터 2작은술 / 백포도주 2작은술 / 간장 1작은술

1 맛버섯은 밑동을 잘라내고, 대충 씻어 물기를 쪽 뺀다.

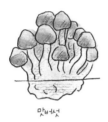

맛버섯

2 꼬투리째 먹는 강낭콩은 물에 삶아 어슷썰기를 한다.

꼬투리째 먹는 강낭콩

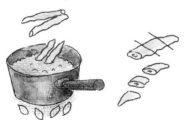

3 프라이팬에 버터를 녹여 다진 마늘을 볶다가 ①을 넣고 볶는다. 백포도주와 간장을 첨가하여, 부드러워지면 ②를 넣고 볶는다.

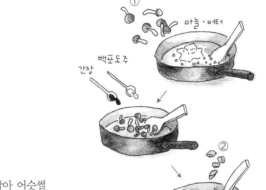

①
마늘·버터
백포도주
간장
②

Tip

맛버섯은 소쿠리에 담아 물로 대충 씻는 정도가 좋다.

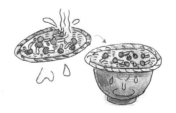

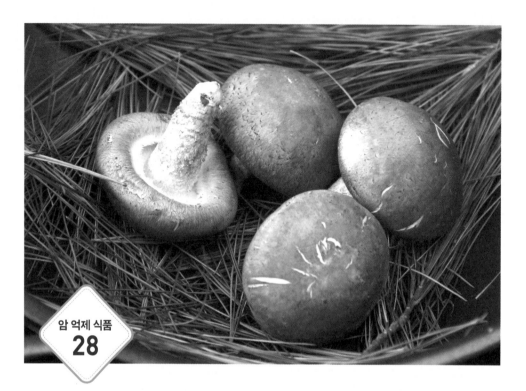

암 억제 식품
28

세계 3대 재배 버섯, 암 치료약으로도 사용

표고버섯

한국과 일본의 '표고버섯', 중국과 동남아시아의 '풀버섯', 유럽과 미국의 '양송이버섯'은 '세계 3대 재배 버섯'으로 널리 사랑받고 있다.
그중 표고버섯은 예로부터 영약으로 대접받아 왔으며 암 예방은 물론, 각종 성인병에 뛰어난 효능을 자랑하고 있다. 체내에서 백혈구를 활성화하고 암 억제 효과를 발휘하는 표고버섯의 효능에 대해 알아본다.

연구자 _ 구라시게 사토노리   전문 분야 : 면역학

군마대학교 의학부 교수. 1962년 군마대학교 의학부 졸업, 1967년 동 대학원 의학연구과 수료. 1979년 군마대학교 의료기술 단기대학부 교수. 1996년 군마대학교 의학부 보건학과 교수. 1998~2002년 군마대학교 의학부 보건학과 학과장.

체내에서 백혈구를 활성화하고
암 억제 효과를 발휘

항암 성분 Key Point _ 다당체

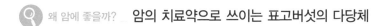

🔍 **왜 암에 좋을까?** **암의 치료약으로 쓰이는 표고버섯의 다당체**

지금까지 다양한 버섯들에 암 억제 효과가 있음을 확인했다. 그런 효과를 가져다주는 것은 주로 버섯류에 함유된 '다당체●'라는 사실도 알게 되었다. 다당체란 말 그대로 당의 분자가 수십 개 이상 연결된 것이다.

표고버섯 속의 다당체는 '렌티난'이라는 약품명으로, 암의 치료약으로 사용되고 있다. 작용 메커니즘은 우리 몸의 면역 기능을 높이고, 그것에 의해 암세포의 활동을 억제하는 것이다. 그렇기 때문에 직접적인 암 억제 작용이 있는 약제와 병용하여 항암 효과를 높이는 목적으로 이용되고 있다.

약제인 렌티난은 혈관에 주사하여 효과를 얻게 된다. 그렇다면 표고버섯을 음식으로 섭취해도 암 억제 효과를 얻을 수 있을까? 구라시게 교수팀은 이 점을 밝히기 위해 실험용 쥐를 이용해서 실험을 했다.

그 결과 그림 4-6과 같은 결론에 도달했다. 일반적으

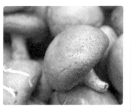

주요 영양소
(날것 · 먹을 수 있는 부위 100g당)

칼륨 280mg
나이아신 3.8mg
엽산 42μg

● 다당체 : 분자 차원에서 말하면, 당이 서로 이어져 고분자 상태가 된 화합물.

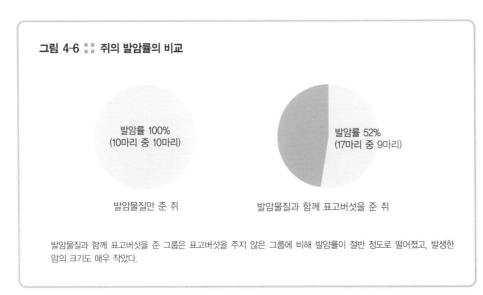

그림 4-6 :: **쥐의 발암률의 비교**

발암률 100%
(10마리 중 10마리)

발암률 52%
(17마리 중 9마리)

발암물질만 준 쥐

발암물질과 함께 표고버섯을 준 쥐

발암물질과 함께 표고버섯을 준 그룹은 표고버섯을 주지 않은 그룹에 비해 발암률이 절반 정도로 떨어졌고, 발생한 암의 크기도 매우 작았다.

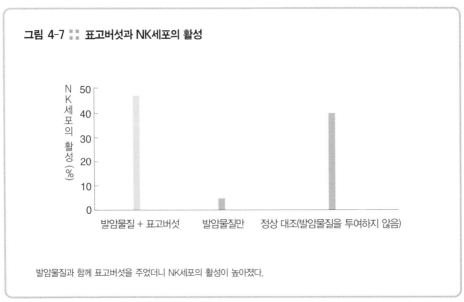

그림 4-7 :: **표고버섯과 NK세포의 활성**

N
K
세
포
의
활
성
(%)

50
40
30
20
10
0

발암물질 + 표고버섯   발암물질만   정상 대조(발암물질을 투여하지 않음)

발암물질과 함께 표고버섯을 주었더니 NK세포의 활성이 높아졌다.

로 발암물질은 암의 발생을 촉진하는 동시에 생체의 면역 기능을 저하시킨다. 구라시게 교수팀이 조사해본 결과, 발암물질만을 준 쥐에 비해 발암물질과 함께 표고버섯을 준 쥐는 암세포를 공격하는 NK세포●의 활성이 높아져 있었다(그림 4-7 참조). 더구나 활성 수치도 발암물질을 주지 않은 정상적인 쥐보다 높았다. NK세포와 함께 암세포를 공격하는 매크로파지, T림프구, LAK세포의 활성에 있어서도 똑같은 결과를 얻을 수 있었다.

 이렇게 먹는 것이 point **말린 것이든 날것이든 기호에 맞게 조리해서 먹는다**

일상에서 섭취하고자 한다면 말린 것이든 날것이든 효과는 마찬가지이므로 상관없다. 다당체는 가열해도 거의 효과가 변함없기 때문에 기호에 맞게 조리해서 먹으면 된다.

분량은 대략 하루에 표고버섯 1~2장 정도를 기준으로 삼아 조절한다.

표고버섯은 암을 억제하는 기능 외에도 혈중 콜레스테롤 저하, 동맥경화 억제, 변비 해소, 골다공증 예방에 도움이 된다고 알려져 있다. 골다공증에 도움이 되는 까닭은 칼슘의 흡수·침착을 돕는 비타민D의 선도 물질이 풍부하게 함유되어 있기 때문입니다. 표고버섯을 잠시 햇빛에 말렸다가 이용하면, 선도 물질이 비타민D로 변환되기 때문에 더욱 효과적이다.

● NK세포 : 내추럴킬러세포. 백혈구의 일종으로 암세포를 공격하는 제일선의 역할을 맡고 있다. 암세포를 공격하는 백혈구에는 이것 외에도 매크로파지, T림프구, LAK세포 등이 있다.

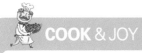

COOK & JOY

표고버섯 튀김

1인분
열량 : 167kcal
염분 : 0.4g

●● **재료(2인분)**

표고버섯 날것 80g / 보리새우 50g / A(소금 약간, 청주 약간) / 대파 10g / 생강 약간 / 녹말가루 2/3작은술 /
B(달걀 1/2개, 물(달걀과 합쳐) 1/2컵, 밀가루 1/2컵) / 튀김용 기름 적당량, 파슬리 약간

1 표고버섯의 기둥을 떼낸다.

2 대파, 생강은 다진다.

3 새우는 등쪽에 있는 내장을 없애고, 칼로 잘
게 다진다. 이것을 재료를 빻는 절구에 넣어
잘 찧고, A를 첨가하여 섞는다. 그런 다음
②도 넣어 섞는다.

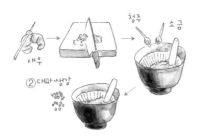

4 ①의 갓의 안쪽에 녹말가루를 얇게 묻히고,
③을 골고루 채운다.

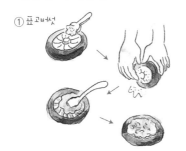

5 B로 튀김옷을 만든다. 달걀을 풀고, 물을
넣고, 밀가루를 풀어 골고루 섞는다.

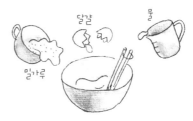

6 튀김용 기름을 170℃로 가열하여 ④에 ⑤
의 옷을 입혀 2분 정도 튀겨낸다.

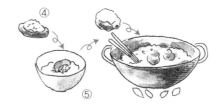

7 ⑥을 그릇에 담고, 파슬리로 장식한다.

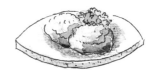

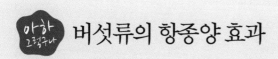 버섯류의 항종양 효과

버섯 이름	종양 억제율(%)
상황버섯	96.7
송이버섯	91.8
맛버섯	86.5
팽이버섯	81.1
표고버섯	80.7
느타리버섯	75.3
목이버섯	42.6

(일본 국립암센터 실험 결과, 1968년 발표)

버섯류의 주성분은 많은 단당이 결합
된 다당체로, 그중에서도 포도당(베타글
루칸1~3)에 암을 억제하는 유효 성분이
함유되어 있다.

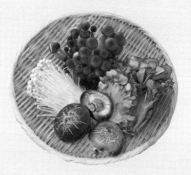

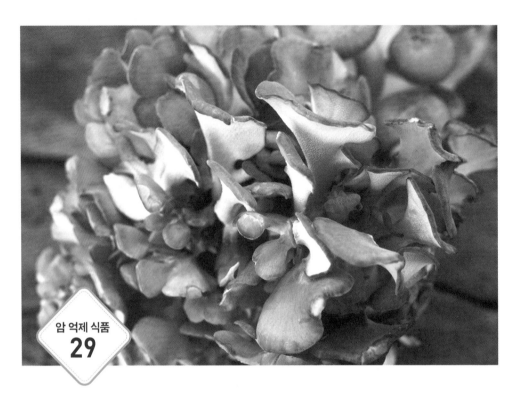

암 억제 식품
29

숲의 보석, 암 치료에도 효과 뛰어나

잎새버섯

잎새버섯은 모든 요리에 다양하게 활용할 수 있는 식용버섯이다. 일찍부터 그 희소성 때문에 '숲의 보석'이라고 일컬어질 만큼 귀한 대접을 받아 왔다. 지금은 인공 재배가 가능해져 1년 내내 식탁에 오르고 있다. 최근 잎새버섯의 추출물인 다당체 성분이 주목을 끌며 세계 각국에서 암 치료에 활용되기 시작했다.

연구자 _ 남바 히로아키

고베대학교 약대 교수. 교토대학교 농학부에서 '바이러스의 증식 억제'를 수학한 후, 고베여자약과대학 조수를 거쳐, 현재 고베약과대학 미생물화학교실 교수 및 동 대학원 교수를 겸임하고 있다. 교토대학교 농학박사. 뉴욕 아카데미 오브 사이언스 회원. 1989년 모리 키사쿠 상, 1995년 미국 대체암치료학회 학회상 수상.

항암 효과가 높아
면역요법에 사용

항암 성분 Key Point _ MD-프랙션

 왜 암에 좋을까? **강력한 항종양성을 나타내는 잎새버섯 추출 물질**

버섯의 약용 효과는 자실체에 함유된 '베타글루칸'이라는 화학물질에 있는데, 이것은 다당체의 일종이다. 잎새버섯이 암세포 증식을 억제하는 효과에 대해 연구 중인 남바 교수는 다당체를 가열 처리하여 추출해서 얻은 물질을 추출한 순서대로 A, B, C, D로 구분했다. 그중 네 번째의 추출 물질에서 강한 항종양성이 보여, 이것을 'D-프랙션'이라 이름 지었다. 이것을 다시 정제하여 더욱 활성이 강한 물질을 얻어냈고, 종래의 것과 구별하기 위해 'MD-프랙션(마이타케D-프랙션)'이라 명명했다. 화학적 명칭은 '단백질·다당체 복합체(펩티드글루칸)'라고 한다.

항종양 작용을 확인하기 위한 실험에서 MD-프랙션은 86.6퍼센트의 암 증식 억제율을 보였는데, 이 수치는 항암제로 사용되고 있는 표고버섯 추출물 '렌티난(54.4퍼센트)'보다 월등히 높은 것이다.

또 다른 실험에서는 실제 항암제로 쓰이고 있는 물질인 마이토마이신(45퍼센트)보다 두 배에 가까운 결과(80퍼센트)를 보였다(그림 4-8 참조). 항암제와 MD-프랙션을 함께 투여한 경우에는 98퍼센트라는 암 억제 효과 수치가 나왔다. 이 결과는 MD-프랙션이 항암제보다 더 높

> **주요 영양소**
> (날것·먹을 수 있는 부위 100g당)
>
> 칼륨 330mg
> 인 130mg
> 나이아신 43mg

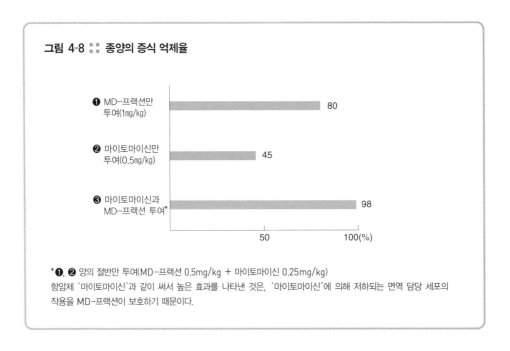

그림 4-8 ▪▪ 종양의 증식 억제율

❶ MD-프랙션만
투여(1mg/kg) — 80

❷ 마이토마이신만
투여(0.5mg/kg) — 45

❸ 마이토마이신과
MD-프랙션 투여* — 98

50   100(%)

*❶, ❷ 양의 절반만 투여(MD-프랙션 0.5mg/kg + 마이토마이신 0.25mg/kg)
항암제 '마이토마이신'과 같이 써서 높은 효과를 나타낸 것은, '마이토마이신'에 의해 저하되는 면역 담당 세포의
작용을 MD-프랙션이 보호하기 때문이다.

은 암 억제 효과를 갖고 있음을 보여주는 것이며, 약제와 병용할 경우 독성이 강한 항암제의 부작용을 감소시키는 역할을 한다는 것을 알 수 있다.

면역 기능을 돕고, 증식하는 암세포를 죽인다

지금까지의 결과를 토대로 MD-프랙션의 기능을 크게 두 가지로 나누면, 첫 번째로 면역 세포들인 매크로파지, T세포, NK세포를 직접 활성화시키는 것이고, 두 번째로는 이들의 기능이 잘 발휘되도록 지원하는 사이토카인●의 분비를 촉진하는 것이다. 다시 말해 MD-프랙션이 암세포를 직접 공격하는 것이 아니라, 암에 걸려 저하된 면역 기능을 회복시킴으로써 암 억제 효과를 발휘하는 것이다.

● 사이토카인 : 혈액 속에 함유되어 있는 면역 단백의 하나. 인터류킨1, 인터류킨2 등이 있다.

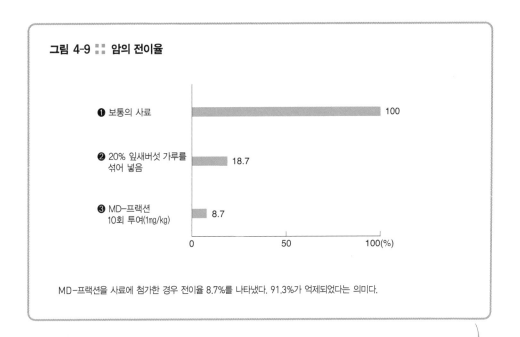

그림 4-9 ┊┊ **암의 전이율**

- ❶ 보통의 사료 — 100
- ❷ 20% 잎새버섯 가루를 섞어 넣음 — 18.7
- ❸ MD-프랙션 10회 투여(1mg/kg) — 8.7

0   50   100(%)

MD-프랙션을 사료에 첨가한 경우 전이율 8.7%를 나타냈다. 91.3%가 억제되었다는 의미다.

MD-프랙션의 또 다른 특징으로는 렌티난, 시조피란 등 다른 버섯에서 추출한 성분과는 달리 경구투여, 즉 음식으로 섭취해도 효과가 있다는 사실이다.

MD-프랙션이 암의 전이에 어느 정도 관여하는가에 대한 또 다른 실험이 실시되었다. 암을 이식한 쥐의 증식 부위를 72시간 후 솎아낸 다음, 세 그룹으로 나눠 사육하여 60일 후 암의 전이율을 살폈다. 그 결과는 ❶보통 사료군의 전이율 100퍼센트에 비해 ❷20퍼센트 잎새버섯 가루 첨가 사료군 18.7퍼센트, ❸MD-프랙션 10회 투여군 8.7퍼센트로, 확실하게 MD-프랙션에 의해 전이가 저지되고 있음을 확인할 수 있었다(그림 4-9 참조).

지금까지 동물과 인간을 대상으로 실험한 결과를 정리하면 MD-프랙션에는 1) 암세포의 증식 억제, 2) 암의 전이 억제, 3) 발암의 억제, 4) 항암제(화학요법제)와 병용하면 더욱 강력하게 암을 억제하거나 퇴치하는 등의 효과가 있다고 볼 수 있다.

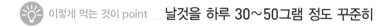 이렇게 먹는 것이 point 날것을 하루 30~50그램 정도 꾸준히

MD-프랙션은 경구투여에서도 그 효과가 인정되었으므로 식품으로 섭취해도 효과를 볼 수 있다. 더군다나 남바 교수팀의 연구에서 암 이외에도 고혈압, 간염, 당뇨병, 고지혈증, 변비증, 비만증, 알레르기, 에이즈 등의 개선에 관여하는 새로운 성분이 확인되었다. 잎새버섯 날것을 매일 30~50그램씩 식사 때 섭취하기만 해도 이들 병의 예방·개선에 도움이 된다.

버섯 특유의 냄새가 없는 잎새버섯은 모든 요리에 다양하게 활용할 수 있다. MD-프랙션은 흡수가 잘 되고 가열에도 강하므로 무침, 볶음, 튀김, 전골 같은 요리에 적극적으로 활용해보자.

잎새버섯은 살아있는 동안에는 자기융해를 하기 때문에 얼마간 두고 먹으려면 동결보존을 하는 것이 좋다. 다만 얼리면 MD-프랙션의 화학구조가 바뀌어 활성이 저하될 수 있다. 그러므로 가능하면 신선할 때 먹는 것이 바람직하다.

국물도 먹자

잎새버섯은 다른 식품과 같이 먹을 때 특별히 문제가 되는 점은 없다. 끓이면 국물로 성분이 빠져나오기 때문에 된장국처럼 국물과 함께 먹을 수 있는 요리가 좋다. 단 기름과 함께 섭취하면 MD-프랙션의 흡수가 나빠진다.

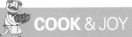
COOK & JOY

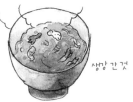

1인분
열량 :32kcal
염분 :1.2g

잎새버섯 새우 수프

●● **재료(2인분)**

잎새버섯 100g / 새우 30g / 참나물 10g / 조미료A(다시 1+1/2컵, 소금 1/3작은술, 간장 1/3작은술) /
녹말가루 1작은술 / 생강 약간

1 잎새버섯은 먹기 좋은 크기로 뜯는다.

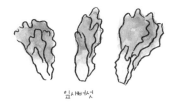

2 새우는 껍질을 벗기고 내장을 떼어내
2~3토막으로 자른다.

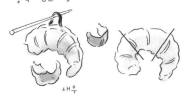

3 참나물은 2cm 길이로 자른다.

4 녹말가루는 물에 개어 놓는다.

5 조미료 A를 따뜻하게 데워 ①, ②를 넣고
부글부글 끓인 후 거품을 걷어낸다. 1~2
분 더 끓이다가 ③을 넣은 다음, ④를 넣
어 약간 걸쭉하게 한다.

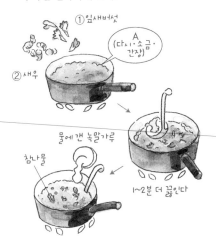

6 그릇에 ⑤을 담고, 강판에 간 생강을 얹
는다.

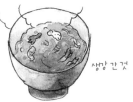

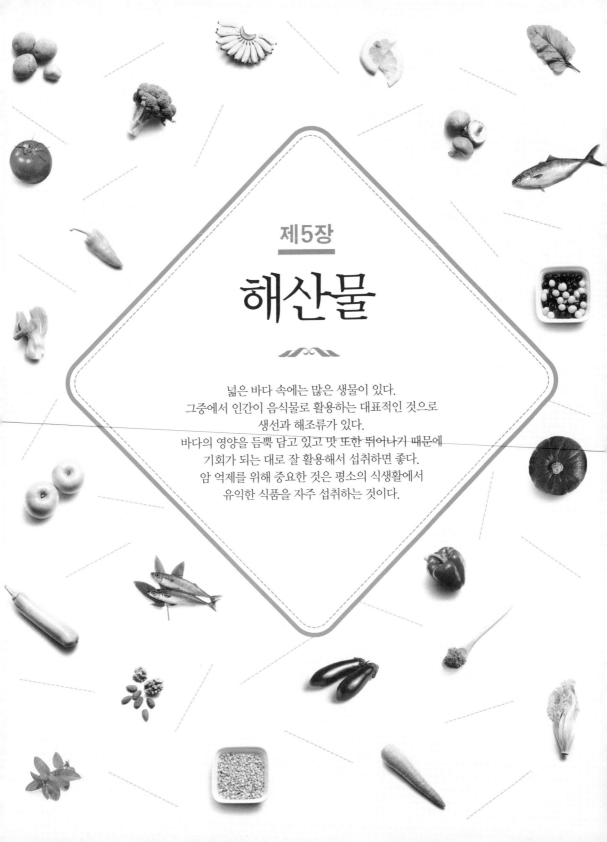

제5장

해산물

넓은 바다 속에는 많은 생물이 있다.
그중에서 인간이 음식물로 활용하는 대표적인 것으로
생선과 해조류가 있다.
바다의 영양을 듬뿍 담고 있고 맛 또한 뛰어나기 때문에
기회가 되는 대로 잘 활용해서 섭취하면 좋다.
암 억제를 위해 중요한 것은 평소의 식생활에서
유익한 식품을 자주 섭취하는 것이다.

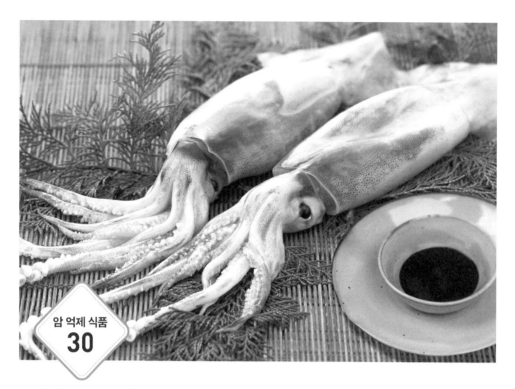

암 억제 식품
30

날것이든 냉동한 것이든 똑같은 항암 효과 발휘

가리비, 오징어 먹물

담백하면서 독특한 풍미가 있는 가리비는 조개구이로 인기가 높고, 오징어 먹물은 퓨전 스파게티에 이용되면서 건강 음식으로 주목을 받고 있다. 역시 이들 식품에서도 놀라운 발암 억제 효과가 증명되었다.

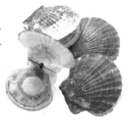

연구자 _ 다카야 요시아키 전문 분야 : 식물과 해양 생물에서의 생물활성물질의 추출 및 구조결정

메이조대학교 약학부 의약자원화학 연구실. 1985년 홋카이도대학교 이학부 화학과 졸업. 1987년 동 대학원 석사과정 수료. 같은 해 4월 기린맥주에 입사, 1989년 10월까지 의약개발연구소에 근무. 같은 해 11월 아오모리 현 산업기술개발센터 개발부. 1997년 도호쿠대학 대학원 약학연구과 조수.

가리비와 오징어 먹물에 들어있는
놀라운 항암 성분

항암 성분 Key Point _ 글리코겐, 뮤코다당

 왜 암에 좋을까? _ **글리코겐과 뮤코다당의 항암 효과 입증**

아오모리 현의 특산물인 가리비를 효과적으로 이용하고자 하는 산업기술개발센터의 연구 과정에서 암 억제에 관련된 작용을 확인하는 실험이 실시되었다.

우선 가리비를 껍질째 삶아낸 물을 13배로 농축시켰다. 그런 후 농축액에서 4가지 물질을 분리 추출하여 동물실험을 했다. 그 결과 대조군의 실험용 쥐가 암세포 증식으로 모두 죽은 것에 반하여, 가리비 농축액 추출물 중 글리코겐 성분을 주사한 그룹은 100퍼센트 치료율을 보이는 놀라운 성과가 나타났다.

그때까지 글리코겐이 항암 효과가 높다는 연구는 보고된 예가 없었다. 다카야 씨는 이에 대해 다음과 같이 말하고 있다.

"가리비에는 암에 잘 듣는 성분이 존재한다고 봐도 좋다. 실험에 사용된 것은 가리비를 삶은 국물이지만, 그것은 가리비의 관자와 살의 농축액이라고 말할 수 있다. 가리비가 실험에서처럼 인간의 암에도 잘 듣는다고 단언할 수는 없지만, 글리코겐이 소장 내에서 비슷한 작용을 해줄 수도 있다."

연구팀은 아오모리 현에서 연간 약 20만 톤이나 잡아 올리는 오징어에도 주목했다. 오징어 먹물에는 예전부터 세균을 죽이거나 궤양이 생기는 것을 방지하는 효과가 있다는 것을 알고 있었기 때문에, 이것을 암 억제에도 응용할 수 없을까 생각한 것이다.

그리고 마침내 오징어의 먹물에서 뮤코다당이라 불리는 당질을 함유하고 있는 복합당질을 추출하는 데 성공했다. 이것을 가리비를 실험할 때와 똑같은 방법으로 세 종류의 성분으로 분리했다. 그런 후 49마리의 쥐에 암세포를 접종하고 그중 15마리는 대조군으로서 생리식염수를 주사했다. 그리고 14마리에는 A를, 10마리에는 B를, 10마리에는 C를 주사하고 60일간 관찰했다. 그 결과 A그룹에서는 6퍼센트, B그룹에서는 30퍼센트, C그룹에서는 10퍼센트가 살아남았다. 그러나 대조군 그룹은 모두 죽었다.

"A에는 항종양 활성을 나타내는 데 중요하다고 생각되는 당질이 많이 포함되어 있었다. B에는 단백질의 함유량이 당질에 비해 많았고, C에는 단백질과 색소가 대부분이었다. 이 당질의 양과 차이가 항종양 활성과 비례관계에 있는 것 같다."라고 다카야 씨는 설명한다. 이들 물질은 암세포에 직접 작용하는 것이 아니라, 생체가 본래 갖고 있는 이물질로부터 몸을 지키려고 하는 작용을 강화하여, 간접적으로 암 억제 효과를 발휘하는 것으로 보인다.

이렇게 먹는 것이 point **날것이든 냉동한 것이든 똑같은 효과**

오징어나 가리비는 구이나 국, 간식 등으로 맛있게 먹을 수 있는 음식재료다. 냉동을 해도 생물과 똑같은 효과를 기대할 수 있다는 점 또한 장점이다.

가리비는 관자에 탄력이 있고 투명한 우윳빛을 띤 것이, 오징어는 색소세포가 선명하게 보이고 근육(외투막)이 투명한 것이 신선하다.

오징어 먹물을 사용한 특산 젓갈
지중해 요리 중에는 오징어 먹물을 사용하는 음식들이 꽤 있다. 일본에도 도야마 현에 오징어 젓갈에 먹물을 사용한 '고락 오징어젓'이라는 특산물이 있다.

가리비 소테[※]

●● **재료(2인분)**

가리비 150g / 소금 약간 / 후추 약간 / 밀가루 적당량 / 올리브유 2작은술 / 토마토 소스(양파 30g, 토마토 통조림 1/2컵, 마늘 약간, 올리브유 1작은술) / 곁들일 것(꼬투리째 먹는 강낭콩 80g, 옥수수(냉동) 20g, 샐러드유 1작은술, 소금 약간)

1 가리비에 소금, 후추를 뿌린다.

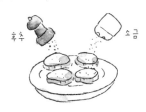

2 토마토 통조림은 씨를 대충 빼내고, 듬성듬성 썰어 놓는다.

3 토마토 소스를 만든다. 양파, 마늘은 잘게 썰어 올리브유(1작은술)로 볶는다. 부드러워지면 ②를 첨가하여 국물이 적어질 때까지 끓이고, 소금과 후추로 간을 맞춘다.

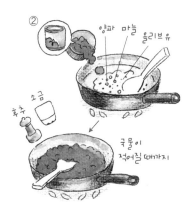

4 ①의 물기를 닦아내고 밀가루를 묻힌다. 남은 밀가루는 체에 쳐서 내린다.

5 프라이팬에 올리브유(2작은술)를 두르고 달군 후 중간불로 조절하여 ④를 넣고 볶는다. 노릇노릇한 빛깔이 돌 때까지 2분 정도 볶다가 뒤집어서 볶는다.

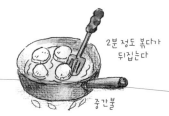

6 꼬투리째 먹는 강낭콩은 끓는 물에 데쳐서 4cm 길이로 자르고, 옥수수와 함께 샐러드유로 볶아서 소금을 뿌린다.

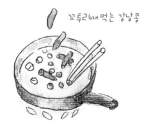

7 그릇에 ⑤를 담고, ③을 뿌려서 ⑥을 곁들인다.

※ 소테란 버터를 발라 살짝 지진 것을 말한다.

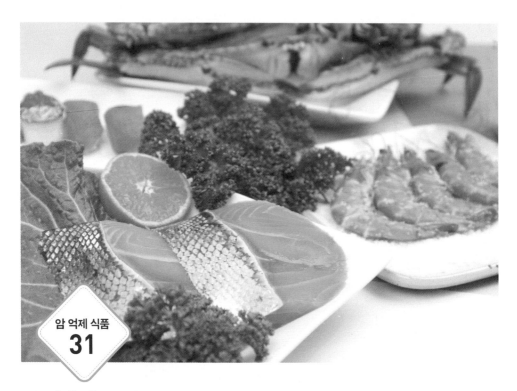

암 억제 식품
31

녹황색 채소보다 월등한 항암 효과

연어, 새우, 게

베타카로틴을 비롯한 천연 카로티노이드에는 암 억제 효과가 있다고 한다. 그런데 카로티노이드 중에서도 연어, 새우, 게에 함유된 붉은 색소 '아스타크산틴'은 더 뛰어난 항산화 작용으로 암을 억제한다는 새로운 사실이 밝혀졌다.

연구자 _ 다나카 다쿠지

가나자와의과대학 제1병리학 강좌 교수. 1976년 기후대학교 의학부 졸업. 1983~1985년 아메리칸헬스파운데이션 유학(초청연구원). 1990년 기후대학교 의학부 강사, 1992년 동 대학 조교수.

베타카로틴보다 월등한 항암 효과, 아스타크산틴

항암 성분 Key Point _ 아스타크산틴

 왜 암에 좋을까? _ **방광암, 대장암, 설암에 효과적이며 부작용이 없다**

녹황색 채소에 함유된 베타카로틴은 항산화 작용을 함으로써 암 억제를 도와준다. 베타카로틴은 체내에서 비타민A로 바뀌는 프로비타민의 일종이다. 그런데 비타민A를 지나치게 섭취하면 뼈가 약해지기 쉬워지는 등의 부작용이 발생할 수 있다. 하지만 베타카로틴과 유사한 카로티노이드 중에서 연어와 새우, 게에 함유된 '아스타크산틴'은 부작용의 염려도 없으며, 베타카로틴의 몇 배에 해당하는 효과가 있다는 것이 밝혀졌다.

다나카 교수팀은 이 성분을 활용한 실험에서 그림 5-1과 같은 여러 암에 대한 억제 효과를 확인했다. 방광암의 발생률은 57퍼센트 감소, 대장암은 50퍼센트 감소를 보였으며, 설암의 경우 대조군은 54퍼센트에서 암이 발생했지만, 아스타크산틴 투여 그룹에서는 암이 나타나지 않았다. 이는 확실히 암 발생을 억제하고 있다는 사실을 보여주는 것이다.

 이렇게 먹는 것이 point _ **짙은 붉은색이 좋다**

아스타크산틴은 연어나 새우, 게의 붉은색을 내는 색소다. 붉은빛이 강하게 돌수록

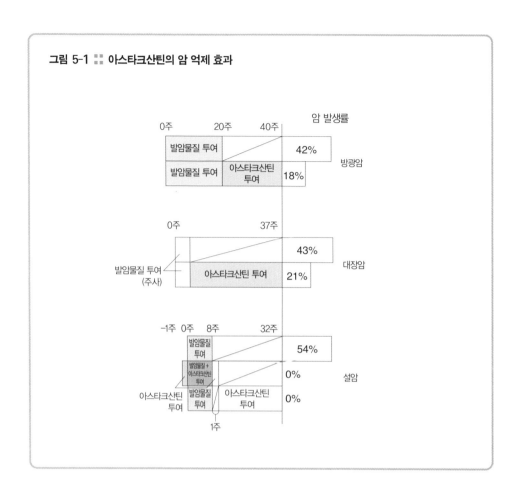

그림 5-1 ▓▓ 아스타크산틴의 암 억제 효과

표 5-1 ▓▓ 연어류의 아스타크산틴

연어류	아스타크산틴 함유량(mg/100g)
홍연어	**3.15**
송어의 붉은 살	1.05
은연어	1.05
첨연어	0.45

아스타크산틴이 많이 함유되어 있음을 뜻한다(표 5-1 참조). 예를 들면 연어에는 첨연어, 은연어, 홍연어 등 여러 종류가 있는데, 이 중에서 붉은빛이 가장 강한 홍연어에 가장 많이 들어있다.

연어나 송어 알젓에도 아스타크산틴이 함유되어 있지만, 염분이 많은 것은 피하는 게 좋다. 새우나 게에는 껍질에도 함유되어 있으니 가능하면 통째로 먹도록 하자.

아스타크산틴은 열에 강하고, 물에도 잘 녹지 않는 성질이 있다. 따라서 조리에 따른 손실이 거의 없으므로 다양한 요리에 활용하길 권한다.

체내에서 비타민으로 바뀌는 프로비타민

그 자체는 비타민이 아니지만, 체내에서 비타민으로 변환되는 것을 프로비타민이라 부른다. 대표적인 것으로는 베타카로틴(비타민A로 변환)이 있다.

연어 그라탱

●● **재료(2인분)**

연어 2토막(140g) / 소금 1/6작은술 / 후추 약간 / 양송이 30g / 브로콜리 100g / 화이트 와인 1큰술 /
토마토 소스 1/2컵 / 버터 약간 / 치즈가루 2작은술

1 연어는 껍질과 뼈를 손질하여 소금, 후추를
뿌려서 재워 둔다.

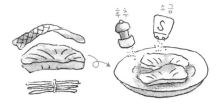

2 양송이는 얇게 썬다. 브로콜리는 데쳐서 작
은 포기로 나눈다.

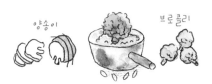

3 토마토 소스와 화이트 와인을 섞어둔다.

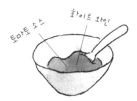

4 오븐용 접시에 버터를 약간 두르고, ①을
넣고 ②를 보기 좋게 담는다. 그런 다음
③의 소스를 붓고 치즈가루를 뿌린다.

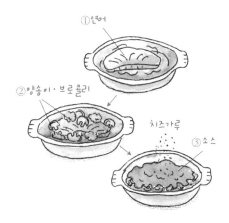

5 180℃의 오븐에 ④를 넣고, 10분 정도
굽는다

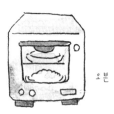

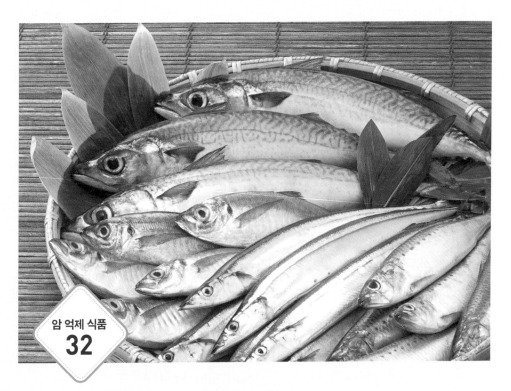

암 예방에 탁월한 DHA가 풍부하게 함유

등푸른 생선

등푸른 생선에는 뇌의 형성을 돕는 DHA, EPA 같은 오메가−3지방산이 풍부하게 함유되어 있다. 그런데 이 성분을 규칙적으로 섭취하면 노인성 치매가 개선되고, 뇌의 기능이 좋아진다고 알려지면서 주목을 끌고 있다. 등푸른 생선은 신선한 것을 회로 먹을 때 그 유효 성분을 가장 효과적으로 섭취할 수 있다고 한다.

연구자 _ 야자와 가즈나가 전문 분야 : 헬스푸드 및 생리활성 물질의 탐색

도쿄수산대학 대학원 헬스푸드 과학강좌 교수. 1972년 교토대학교 공학부 공업화학과 졸업. (주)야쿠르트 본사 중앙연구소, (재)사가미중앙연구소 등을 거쳐 2000년 쇼난예방의과학연구소 설립. 1989년 농학박사(도쿄대학교).

암 예방에 탁월한 DHA
하루 1그램 섭취가 이상적

항암 성분 Key Point _ DHA

 왜 암에 좋을까? **DHA는 발암에 관계되는 효소의 합성을 막아준다**

야자와 교수가 주목한 것은 동양인의 식생활이 서구화되면서 생선 섭취가 감소하고, 그것과 보조를 맞추기라도 하듯 대장암이 증가한 사실이다. 그래서 고기의 지방으로 만들어진 프로스타그란딘E2(발암 촉진 인자)와 DHA⁎의 근원을 탐구하기 시작했다.

그랬더니 그 둘이 같은 종족이라는 흥미로운 사실이 발견되었다. 프로스타그란딘E_2는 육류에 함유된 아라키돈산으로 만들어졌고, 아라키돈산은 거슬러 올라가면 감마리놀렌산으로 만들어진다. 이 감마리놀렌산은 리놀렌산의 일종이며, 같은 속(屬) 안에는 DHA의 동료뻘인 알파리놀렌산이 있다. 다시 말해 감마리놀렌산(오메가-6 계열⁎)은 암 촉진 인자를 만드는 작용을 하고, 알파리놀렌산(오메가-3 계열⁎)은 발암을 억제하는, 완전히 반대의 기능을 하는 것이다.

DHA와 프로스타그란딘E_2의 관계를 규명하기 위한 여러 실험을 통해 다음과 같은

- DHA : docosa hexaenoic acid, 참치나 고등어, 꽁치, 정어리 같은 등푸른 생선에 많이 함유되어 있다. 참치의 경우는 복부 쪽의 지방이 많은 부분과 눈알의 뒷부분에 많다.
- 오메가-3 계열과 오메가-6 계열 : 고도불포화지방산의 계열에는 2종류가 있는데, 서로 교체하지 못한다. 오메가-3 계열은 오메가탄소라고 하는 말단의 탄소에서 3번째, 오메가-6 계열은 6번째부터 이중결합이 들어있다는 화학적 구조에서 이름 지어진 것.

결론을 얻었다고 야자와 교수는 말한다.

"프로스타그란딘E₂는 프로모터로서 인간의 몸에 암을 발생시키는 기능을 한다. 그 과정에서 프로스타그란딘E₂는 사이클로 옥시지나제라는 효소를 합성하는데, DHA가 이를 억제시켜 암화를 막는 기능을 하는 것이다."

식생활의 서구화와 더불어 늘고 있는 유방암과 자궁경부암에 대해서도 실험했는데 발암물질을 투여한 실험용 쥐를 두 그룹으로 나눠, 한쪽 그룹에는 오메가-6 계열의 옥수수유(고기를 먹었을 때와 같은 상태)를, 다른 한쪽에는 오메가-3 계열의 가다랑이유(DHA 함유)를 투여했다.

그러자 옥수수유에서는 종양의 발생률이 70퍼센트, 종양의 수가 25개로 나타났다. 반면 가다랑이유에서는 각각 40퍼센트와 7개로 억제되었다. 이것으로 DHA는 유방암과 자궁경부암에도 억제 효과가 있다는 사실이 밝혀졌다.

🔅 이렇게 먹는 것이 point _ **하루에 한 끼는 생선요리를**

DHA를 많이 함유하고 있는 생선을 순서대로 나열하면 참치, 방어, 고등어, 꽁치, 장어의 순이다(표 5-2 참조).

DHA의 이상적인 섭취량은 하루에 0.5~1그램이다. DHA를 과잉 섭취해도 부작용은 없다는 것이 실험에서 확인되었지만, 한꺼번에 많이 먹어둔다고 해서 효과가 커지는 것은 아니다. 하루에 한 번은 생선을 먹는 식으로, 생선요리를 평소에 즐겨 먹는 것이 바람직하다.

생선회, 생선구이, 생선조림 같은 다양한 방법으로 즐겨보자. 다만 굽거나 조리면 20퍼센트 정도, 튀기면 50퍼센트 정도 손실이 생길 수 있으니, 신선한 것을 회로 먹는 것이 가장 효과적이다.

DHA를 대량으로 섭취하면 지용성 항산화제인 비타민E의 혈중농도가 조금 내려간

표 5-2 :: 주요 어류에 함유된 ω3 계열의 지방산

식품명	지방산 총량(식용 가능한 부위 100g당 g)	ω3 계열의 지방산 양(지방산 총량 100g당 g)	
		DHA	EPA
정백미	1.61	–	–
대두(일본산)	16.67	–	–
소고기(일본산)	14.63	–	–
닭고기(닭가슴에서 날개까지)	13.38	0.7	0.4
돼지고기	13.65	–	–
흰 우유	3.19	–	–
참치(지방살)	20.12	14.3	6.4
방어	12.48	14.3	7.2
고등어	13.49	13.2	9.0
꽁치	13.19	10.6	6.4
뱀장어	19.03	7.0	3.9
정어리	10.62	10.7	13.0
옥새송어	6.34	15.5	3.9
연어(생물)	6.31	13.0	7.8
전갱이	5.16	14.5	7.9
붕장어	8.58	7.7	5.5
눈퉁멸*	3.35	18.9	8.2
까나리	2.47	24.9	18.4
가다랑이	1.25	24.8	6.2
참돔	2.70	11.0	5.8

*눈퉁멸 : 청어과의 바닷물고기

다는 것은 이미 알려진 사실이다. DHA의 효과를 높이기 위해서는 비타민E를 같이 섭취하는 것이 좋다.

또 'DHA의 리놀레산 방출 효과'라는 작용도 있어서 식물성 기름에 많이 함유되어 있는 지방산인 리놀레산을 많이 섭취하면 DHA의 효과가 낮아진다. 그 이유는 리놀레산이나 DHA는 둘 다 세포막에는 인지질(필수지방산)로서 받아들여지지만, 세포가 받아들일 수 있는 장소에는 한계가 있기 때문이다. 리놀레산을 많이 섭취했을 경우에는 DHA를 받아들일 공간이 적어지고, DHA를 많이 섭취했을 경우에는 리놀레산의 여분이 흡수되지 않고 방출되는 상호작용을 한다는 의미다.

1인분
열량 : 285kcal
염분 : 1.5g

방어 볶음

●● **재료(2인분)**

방어 2토막(140g) / A(간장 1작은술, 청주 1작은술, 생강즙 약간) / 녹말가루 적당량 / 샐러드유 2작은술 / 셀러리 20g /
대파 40g / 당근 30g / 피망 20g / 마늘 약간 / 생강 약간 / 샐러드유 1작은술 /
B(콩소메 약간, 물 1/4컵, 두반장 1/2작은술, 미림 1작은술, 간장 2작은술)

1 방어는 1토막을 다시 3~4토막으로 친다. A를
혼합하여, 거기에 넣고 10분 정도 재워둔다.

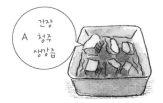

10분 정도 재워둔다

2 셀러리는 줄기를 벗겨내고, 얇게 어슷썰기
를 한다. 당근은 4cm 길이로 얇게 채썬다.
대파는 어슷썰기를 한다.

3 피망은 씨를 파내고 얇게 썬다.

4 마늘, 생강은 얇게 썬다.

5 ①의 물기를 닦고, 녹말가루를 묻힌다.

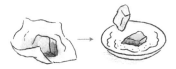

6 B의 조미료를 혼합해 둔다.

7 프라이팬에 기름(2작은술)을 두르고 가열하
여 ⑤를 넣어 굽는다. 구워진 빛깔이 돌면 뒤
집어서 굽다가 꺼낸다.

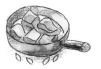

8 ⑦의 프라이팬을 깨끗이 닦고, 기름(1작은
술)을 두른 후 ④를 볶다가 ②를 넣고 볶는
다. 이것이 부드러워지면 ③을 넣어 볶다
가 ⑥을 첨가한다. 끓으면 ⑦의 방어를 넣
어 완성한다.

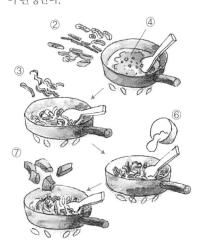

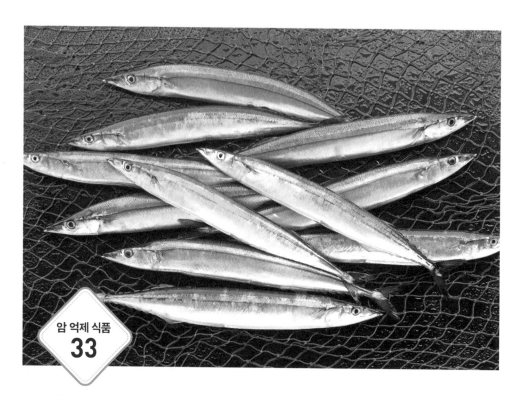

비타민A가 소고기보다 무려 16배가 많다

꽁치

소금을 뿌려가며 석쇠에 노릇노릇하게 구워낸 꽁치구이. 그 맛이 아주 일품이다. 등푸른 생선에 많이 함유되어 있는 DHA와 EPA는 암 발생을 억제한다. 그중 꽁치에는 비타민A가 소고기보다 무려 16배나 많아 시력 향상에 좋고, 비타민B$_1$, B$_2$와 철분이 많아 악성빈혈에 좋으며, 칼슘이 풍부해 골다공증과 신경통 예방에 좋다고 한다.

연구자 _ 나리사와 도미오 전문분야 : 대장암의 치료, 발생병리, 예방법 개발

노인보건시설 구라카케노사토 시설원장. 1961년 도호쿠대학교 의학부 졸업. 1966년 동 대학원 수료. 도호쿠대학교 의학부 제1외과 조수 등을 거쳐 1971년 아키타대학교 의학부 강사, 1978년 조교수. 1991년 아키타대학교 의료기술 전문대학 교수. 미국건강재단(뉴욕) 연구원, 독일 암연구센터(하이델베르크) 연구원 등을 거침.

등푸른 생선에 함유된 DHA, EPA가 암의 발생을 억제한다

항암 성분 Key Point _ **DHA, EPA**

 왜 암에 좋을까? **생선을 많이 먹는 사람은 암에 잘 걸리지 않는다**

동물성 지방(소기름, 돼지기름)과 식물성 지방(옥수수유, 홍화유, 대두유 등)을 이용한 실험에서 고지방식이 대장암의 발생을 촉진한다는 사실은 이미 증명된 바 있다. 그러나 생선을 많이 먹고, 요리에 올리브유를 많이 사용하는 지중해 연안 지역과, 바다표범 같은 바다동물과 어류의 지방을 많이 섭취하는 그린란드의 이누이트*에게는 대장암이나 유방암의 발생률이 낮다는 보고가 있다.

이런 점에 비추어 고지방식이라고 해도 지방의 섭취량이 아니라, 섭취하는 지방의 종류에 따라 발암 위험도가 다를 것이라고 생각한 나리사와 씨를 비롯한 연구팀은 대장암을 중심으로 한 연구를 실시했다.

그 결과 리놀레산을 투여한 쥐의 대장암 발생률이 90퍼센트로 가장 높았고, DHA를 투여한 쥐는 67퍼센트로 가장 낮은 수치를 나타냈다(그림 5-2 참조). 이 실험을 통해 DHA가 대장암의 발생을 억제한다는 사실은 알게 되

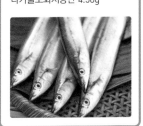

주요 영양소
(날것 · 먹을 수 있는 부위 100g당)

칼슘 32mg
다가불포화지방산 4.58g

● 이누이트(Innuit): '인간' 이란 뜻. '에스키모' 에는 비하의 뜻이 있어 그들이 스스로를 지칭하는 단어이다.

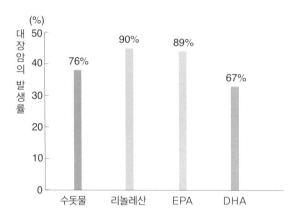

그림 5-2 :: 실험용 쥐의 대장암 발생률

(%)

대장암의 발생률

50

40

30

20

10

0

76%

90%

89%

67%

수돗물   리놀레산   EPA   DHA

대장암을 유발시킨 쥐에게 수돗물, 리놀레산, EPA, DHA를 투여한 결과, 리놀레산 그 자체에는 발암성이 없었지만 암이 되기 전 상태의 세포를 암으로 만드는 기능이 있었고, DHA는 반대로 세포가 암으로 변화되는 것을 막는다는 것을 알 수 있었다.

었지만, EPA의 암 억제 효과는 확인할 수가 없었다.

대장암뿐만 아니라 유방암, 전립선암에도 억제 효과

생선의 지방은 고도 불포화지방산●인 DHA와 EPA라는 특이한 지방산으로 구성되어 있다. 나리사와 씨는 DHA와 EPA가 오메가-3 계열의 지방산이며, 식물유 중에서

● 불포화지방산 : 소고기나 돼지고기의 기름처럼 상온에서 굳어지는 동물성 지방의 주된 성분은 포화지방산(팔미틴산, 스테아린산 등)이다. 반면 저온의 해수나 담수환경에서 생식하는 물고기의 지방의 주된 성분은, 저온에서도 쉽게 굳어지지 않는 액체 상태의 불포화지방산(EPA, DHA 등)이다. 또한 옥수수유와 홍화유 같은 식물유의 주된 성분도 불포화지방산(리놀레산 등)이다.

● 알파리놀렌산 : 불포화지방산의 하나. 동물에서는 성장에 불가결한 경우도 있는데, 체내에서 스스로 합성할 수 없어 음식을 통해 섭취해야 한다.

도 차조기유가 DHA나 EPA 같은 오메가-3 계열의 알파리놀렌산*이라는 지방산이 주성분이라는 점에 주목했다.

이 알파리놀렌산은 체내에서 EPA, DHA로 변환된다. 그래서 마찬가지 방법으로 대장암을 유발시킨 쥐에게 차조기유 배합사료를 주는 실험을 실시했다. 그러자 홍화유 배합사료를 준 쥐에서는 56퍼센트에 암이 발생한 반면, 차조기유를 준 쥐의 암 발생률은 19퍼센트로 현저히 낮은 결과가 나왔다.

이 사실을 통해 오메가-3 계열의 지방산에 대장암의 억제 효과가 있음을 알게 되었다. 똑같은 실험을 다른 암에 대해서도 실시한 결과가 많이 보고되었는데, 오메가-3 계열의 지방산은 유방암, 전립선암에 있어서도 억제 효과를 나타낸다는 사실이 밝혀졌다.

꽁치에 함유된 오메가-3 계열의 지방산이 발암을 억제하는 것은 암에 걸리기 직전인 전암 상태의 세포가 암세포가 되는 것을 막기 때문이다.

리놀레산에서 변환한 아라키돈산이 재료가 되어 발암을 촉진하는 프로스타그란딘E_2가 생산되는데, 오메가-3 계열 지방산이 있으면 이 프로스타그란딘E_2가 감소한다는 말이다.

표 5-3 ::: **대장암을 막아내는 데 효과적인 생선기름의 양**

기름의 비율	대장암 발생률
생선기름 0% + 옥수수기름 24%	93%
생선기름 6% + 옥수수기름 18%	67%
생선기름 12% + 옥수수기름 12%	63%
생선기름 18% + 옥수수기름 6%	63%

대장암을 유발시킨 쥐에게 생선기름과 옥수수기름의 비율을 달리하여 수차례 주어 보았다. 그 결과, 옥수수기름만 사료에 섞어서 준 그룹은 거의 예외 없이 암이 생겨났지만, 지방의 혼합비율을 생선기름 1대 옥수수기름 3으로 맞춰 준 그룹은 암 억제 효과가 나타났다. 그런데 그 이상으로 생선기름의 혼합비율을 높여도 큰 차이는 나타나지 않았다. 이 실험을 통해 생선기름이 지방 섭취량의 25%를 유지할 때 대장암 발생을 막아낼 수 있다는 사실을 알 수 있었다.

또한 미국의 레디 박사는 생선의 지방을 어느 정도 섭취하는 것이 유효한지를 알아보는 실험을 통해 표 5-3과 같은 결과를 얻었다.

꽁치나 정어리, 고등어에는 DHA와 EPA를 함유한 지방이 8퍼센트에서 많게는 15퍼센트까지 함유되어 있다. 생선은 제철에 잡은 것이 DHA와 EPA의 함유량이 많다. 꽁치의 경우는 9월 중순부터 DHA와 EPA의 양이 급증하게 된다.

 이렇게 먹는 것이 point **제철에 잡은 생선이 좋다**

암 억제를 위해서는 하루에 2~3마리를 먹는 것이 효과적이지만, 적어도 하루에 1마리는 먹도록 해보자.

제철에 잡힌 꽁치는 소금구이로 해서 먹으면 무척 맛있다. 그런데 너무 바짝 구워 타게 되면 아까운 DHA와 EPA가 기름과 함께 다 빠져나가고 만다. 또한 고단백이면서 고지방인 생선은 직접 불에 구우면 오히려 발암물질이 생성되므로, 조림이나 회 등으로 먹는 것이 좋다.

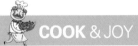

꽁치 야채 무침

1인분
열량 : 176kcal
염분 : 1.0g

●● **재료(2인분)**

꽁치(손질된 것 3장) 80g / 소금 약간 / 식초 적당량 / 오이 50g / 땅두릅 20g / 식초 1작은술 / A(소금 약간,
설탕 2/3작은술, 식초 1작은술) / 달걀 1개 / B(설탕 2/3작은술, 소금 약간)

1 꽁치는 소금을 뿌리고 30분 정도 재워 두었
다가 잔 가시를 발라내고, 식초에 담갔다가
껍질을 벗겨 비스듬히 잘게 썬다.

4 살짝 들어갈 달걀지짐(스크램블)을 만든다. 우
선 달걀을 풀어 B의 설탕, 소금을 넣고, 냄비
에 담아 약한 불에 올려놓는다. 젓가락 3~4
개로 휘저으면서 가열하고, 반숙상태가 되면
식초(1작은술)를 넣는다. 이따금씩 젖은 수건
위에 냄비를 옮겨놓으면서 가열한 후 식힌다.

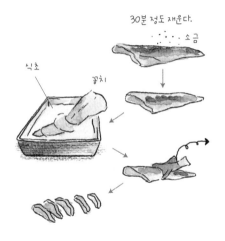

2 땅두릅은 껍질을 벗기고 얇게 채썰어 물에
담가 떫은맛을 우려낸다. 오이는 채썰어, 소
금을 약간 뿌려 섞는다.

3 ②의 물기를 짜내고, A로 밑간을 한다.

5 ③의 물기를 꼭 짜서 ①과 섞고, ④로 무친다.

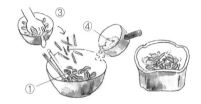

꽁치를 많이 먹으면 피가 멈추지 않는다?

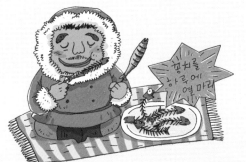

옛날에는 이누이트가 상처를 입게 되면 출혈이 멈추지 않아 사망에 이르는 경우가 많았다. 이는 이누이트가 바다표범과 생선을 통해 DHA와 EPA를 과잉 섭취하기 때문이었다. DHA와 EPA를 너무 많이 섭취하면 혈액의 응고 능력이 저하되기 때문에 출혈이 멈추지 않게 될 수도 있다.

현재 평균 지방 섭취량은 미국인의 경우 80~120그램, 일본인은 60그램, 한국인은 40~50그램이다. 일본인의 지방 섭취량은 50년 전에 비하면 약 3배에 달하는데, 주로 육류와 리놀레산이 많은 식물성 기름의 양이 늘고 있는 실정이다. 한국인 역시 지방 섭취량이 25년 전에 비해 5배가 늘었으며, 육류 섭취량도 4배 이상 늘어나 단백질과 지방의 비중이 큰 서구식 식단으로 바뀌고 있다. 꽁치를 하루에 10마리씩 먹는 식생활을 지속한다면 확실히 혈액의 응고 능력이 떨어지겠지만, 그렇게 많은 양의 꽁치를 먹는 사람은 아마 없을 것이다. 반대로 생선을 먹지 않고 육류만 먹으면 암의 발생을 촉진시킨다.

어쨌든 생선을 많이 먹는다고 해서 혹 자신에게도 이런 일이 생기지 않을까 걱정할 필요는 없다. 이누이트는 생선에서 섭취하는 지방분이 1일 160~180그램으로 지나치게 많았기 때문에, 이것이 사망 원인으로 이어진 것이다.

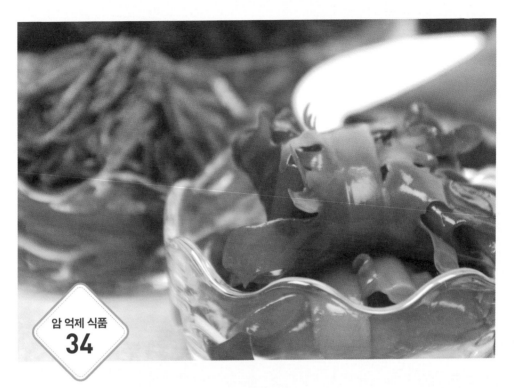

암 억제 식품
34

색깔이 새까맣고 육질이 두꺼울수록 좋다

해조류 1 (녹미채, 미역, 다시마, 김)

일본인이 장수하는 비결 중의 하나는 해조류를 자주 먹기 때문이다. 특히 장수하는 노인이 많은 오키나와에서는 다시마나 큰실말의 소비량이 아주 높다고 한다. 강력한 암 억제 성분과 영양분이 풍부한 해조류로 식탁을 장식하면 건강 효과도 만점이다.

연구자 _ 니시노 호요쿠   전문 분야 : 종양생화학

교토부립의과대학 생화학교실 교수. 1970년 교토부립대학교 의과대학 졸업. 1974년 동 대학원 박사과정 수료 후, 동 대학 생화학교실 입실. 1976~1978년 미국 하버드대학교 의학부 유학. 1993 ~1995년 국립암센터연구소 암예방연구부 부장.

검은색의 색소와 미끈미끈한 성분에
높은 발암 억제 효과

항암 성분 Key Point _ 후코키산틴, 베타카로틴, 후코이단

 왜 암에 좋을까? **강력한 암 억제 성분과 영양분이 풍부**

녹미채나 미역, 다시마, 김 등의 거뭇거뭇한 색깔에 들어있는 후코키산틴이 암 예방 분야에서 주목을 받고 있다.

니시노 교수팀은 쥐를 이용한 실험을 통해 후코키산틴에 강한 발암 억제 작용이 있음을 밝혀냈다. 피부암 억제에 관한 실험에서, 발암물질과 아세톤에 녹인 후코키산틴을 동시에 발라준 그룹에서는 피부암이 전혀 발생하지 않았다. 발암물질과 아세톤만 바른 대조군에서는 15마리 중 8마리에서 평균 2.20개의 피부암이 발견되었다.

그리고 십이지장암에 관한 실험도 실시했는데 후코키산틴을 먹지 않은 18마리에서는 14마리가 십이지장암을 일으켰고, 1마리당 종양의 개수는 1.28개였다. 그에 반해 후코키산틴을 먹은 20마리에서 암을 일으킨 것은 단 6마리뿐이었고, 종양의 개수도 0.55개였다.

이들 실험과는 별도로 진행한 사람의 신경아세포종●의 배양 실험에서는 녹미채에서 추출한 후코키산틴을 배양액에 일정한 농도로 첨가하자, 신경아세포종이 증식하지 않았다. 그러나 배양액에서 후코키산틴을 뺐더니 다시 증식이 시작되었다.

● 신경아세포종(신경모세포종) : 신경세포 자체에서 발생하는 악성종양. 5세 이하의 어린이에게 생기며 복부의 교감신경이나 부신, 후복막 따위에서 발생하는데, 전이가 빠른 것이 특징이다.

니시노 교수는 이들 실험을 통해 "후코키산틴은 암세포를 죽이는 것이 아니라 그 활동을 억제하는 것으로 보여진다."라는 견해를 밝혔다.

또 하나, 해조의 발암 억제 성분으로 기대되는 것이 후코이단● 이다. 후코이단은 미역, 다시마, 녹미채, 뜸부기, 김과 같은 갈조류에만 함유되어 있는데, 이들 표면을 끈적끈적하게 하는 주성분이다. 다당류의 일종으로 수용성 식물섬유라고 말할 수 있다. 이 후코이단이 내추럴킬러 세포●를 활성화한다는 데이터가 나와 있다. 또한 인체의 면역력을 높이는 것으로 추측되고 있으며, 세포나 동물의 실험 결과에 의하면 암세포를 자연사하게 만드는 작용도 있다고 보여진다.

해조류에는 이 외에도 베타카로틴, 비타민C, 비타민E, 식물성섬유, 미네랄 등이 풍부하게 함유되어 있다.

 이렇게 먹는 것이 point　　**색깔이 새까맣고 육질이 두꺼울수록 품질이 좋다**

녹미채는 제조일로부터 1년 이상 지나도 거의 변질되지 않는다. 품질이 좋은 녹미채는 원래의 상태로 돌아가는 것이 빠르고 부드러우며, 점성이 있다. 물에 넣으면 녹미채의 줄기와 잎은 약 8배, 기장녹미채의 주축은 5~6배가 된다.

갑상선에 다시마는 주의가 필요!

다시마에는 요오드가 풍부하게 함유되어 있다. 그렇기 때문에 요오드에 과민한 사람이나 갑상선염 같은 갑상선과 관련된 병이 있는 사람은 과잉 섭취하지 않도록 주의를 기울여야 한다.

● 후코이단 : 콜레스테롤 배설을 도와 혈중 콜레스테롤 수치를 낮춰서 성인병을 예방한다.

● 내추럴킬러 세포(NK세포) : 골수에서 만들어지는 대형 림프구로, 혈액 속을 순환하는 림프구군의 약 15%를 차지한다. 활성화된 NK세포 안에는 핵이 있고, 그 주변의 세포질에 많은 과립을 쌓아놓고 있다. 체내에서 세균과 암세포 같은 이물질을 발견하면 다른 면역세포보다도 빨리 이물질에 이르러, 축적했던 과립을 이용해 공격·파괴한다.

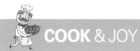
1인분
열량 : 87kcal
염분 : 0.9g

녹미채 샐러드

● ● ▶ **재료 (2인분)**

말린 녹미채 3큰술 남짓 / 붉은 피망 20g / 셀러리 30g / 오이 50g / 뱅어포 10g / 샐러드유 1큰술 / 식초 1큰술 /
간장 2작은술 / 생강 약간

1 녹미채는 충분한 물에 20분 정도 담가 원래
의 상태대로 돌아오면, 소쿠리에 건져서 물
기를 뺀다.

2 뜨거운 물에 ①을 넣고 5분간 삶아, 소쿠리
에 건져서 식힌다.

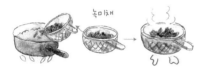

3 붉은 피망은 가늘게 채썰어 뜨거운 물에 살
짝 데쳤다가 식힌다.

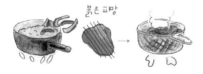

4 오이, 셀러리는 4cm 길이로 채썬다.

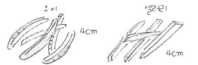

5 오목한 그릇에 ②~④를 넣고 섞는다.

6 달궈진 팬에 기름을 두르고 뱅어포를 넣
어 볶는다. 옅은 갈색이 돌면 불을 끄고,
식초, 간장, 강판에 간 생강을 넣고, 뜨거
울 때 ⑤에 부어 잘 섞는다.

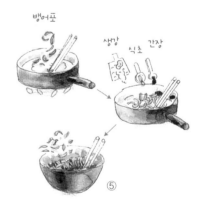

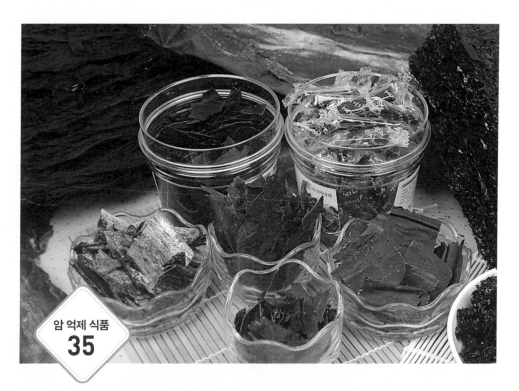

암 억제 식품
35

하루에 8그램만 먹으면 항암 효과를 볼 수 있다

해조류 2
(김, 애기다시마, 참다시마, 미역, 기장다시마 등)

참기름의 고소함과 짭조름한 맛이 어우러져 잘 구워진 김은 늘 우리 식탁에서 한 자리를 차지하고 있다. 다시마는 국물을 낼 때나 튀각으로 많이 이용되고, 미역은 국이나 초무침으로 즐겨 먹는 식재료다. 이렇듯 우리에게 친숙한 해조류를 하루에 8그램만 먹으면 암의 발생과 증식을 억제하는 효과를 볼 수 있다고 한다.

연구자 _ 야마모토 이치로   전문 분야 : 병리학(종양병리학)

기타사토대학교 명예교수. 1957년 게이오대학교 의학부 졸업. 1970년 기타사토대학교 위생학부 교수. 1994년 위생학부장. 1997년 (재)기타사토환경과학센터 이사장. 2002년 동 센터 고문.

하루 2장 반의 김에 숨겨진
암 억제의 효과

항암 성분 Key Point _ 카로틴(홍조류), 후코이단(갈조류)

 왜 암에 좋을까? **카로틴이 풍부한 다시마와 김의 항암 작용**

야마모토 명예교수 연구팀은 해조류를 이용한 암 억제 실험을 다양하게 실시했다. 우선 유방암에 관한 동물실험에서는 다시마와 미역, 김 등 6종류의 해조류를 건조분말로 만들어, 각각의 분말 2퍼센트씩을 섞은 떡을 이용했다.

그 결과, 대조군에서는 69퍼센트의 발암률이 나타났다. 이에 반해 해조 분말로 만든 떡을 준 그룹 중, 애기다시마와 김을 준 두 그룹에서는 양쪽 모두 35퍼센트에서만, 참다시마의 그룹에서는 50퍼센트에서만 암이 발생했다. 이로써 해조류가 확실히 발암을 억제하는 효과가 있음을 확인했다.

또 9종류의 식용 해조를 분말로 만들거나 열탕으로 추출하여 별도의 실험을 했다. 그 결과 기장다시마의 열탕 추출물이 84퍼센트, 분말이 80퍼센트, 참다시마의 열탕 추출물이 71퍼센트, 분말이 82퍼센트의 저지율을 나타냈다. 결론은 어느 것이나 다 효과가 있다는 것이다.

한편, 열탕 추출물을 복강 내에 주사한 실험에서도 기장다시마가 77퍼센트, 참다시마가 66퍼센트라는 암세포 증식 저지율을 보였다.

해조류의 이와 같은 항암 작용은 무엇에 기인하는 것일까?

"녹황색 채소 중에서도 카로틴이 많은 것으로 잘 알려진 당근의 뿌리에는 100그램

중 9800마이크로그램의 카로틴이 함유되어 있죠. 김은 종류에 따라 다소의 차이가 있기는 하지만 대략 2만 7000~4만 3000마이크로그램이나 들어있다."라고 야마모토 명예교수는 말합니다.

카로틴은 암 예방 효과가 꾸준히 주장되고 있는 성분이다. 연구팀은 장암을 유발시킨 쥐에게 말린 김 2퍼센트를 섞은 먹이와 이것과 같은 양의 카로틴이 함유된 합성 베타카로틴의 먹이, 구운 김에서 추출한 베타카로틴을 섞은 먹이를 주고, 대조군에게는 보통의 먹이를 주었다.

그 결과, 대조군에서는 발암률이 85퍼센트였고, 말린 김을 준 그룹에서는 40퍼센트, 합성 베타카로틴을 준 그룹에서는 46.6퍼센트, 구운 김을 준 그룹에서는 53.3퍼센트로

표 5-4 ⋮⋮ 카로틴을 많이 함유하고 있는 식품 순위

순위	식품명		카로틴 함량(µg/100g)
제 1위	김(홍조류)	• 말린 김	43000
		• 소금간을 한 김	32000
		• 구운 김	27000
제 2위	솔잎말	• 그늘에서 말린 것	30000
제 3위	돌김	• 그늘에서 말린 것	28000
제 3위	파슬리	• 건조	28000
제 4위	옥로(고급 녹차)	• 차, 날것	21000
제 5위	파래	• 그늘에서 말린 것	17000
제 5위	고추	• 과실, 건조	17000
제 6위	엽차	• 차	13000
제 7위	차조기	• 잎, 날것	11000
제 8위	모로헤이야(이집트가 원산지인 건강채소)	• 줄기잎, 날것	10000
제 9위	당근	• 뿌리, 냉동	9800
제10위	칠리파우더		9300
제11위	히토에구사		8600
제12위	미역	• 납작하게 말린 것	8500
제13위	가와노리	• 그늘에서 말린 것	6900
제14위	쑥부쟁이	• 잎, 날것	6700
제15위	바질	• 잎, 날것	6300

나타났다. 결국 어느 것이든 암 억제 효과가 있음이 밝혀졌다.

이는 암을 억제하는 주된 성분이 김에 들어있는 카로틴이며, 항산화 기능과 관계가 있다는 것을 의미한다.

그리고 다른 실험을 통해서도, 암의 초기 단계(이니시에이션)와 발암 촉진 단계(프로모션)에서 억제하는 기능이 있음을 알 수 있었다.

 이렇게 먹는 것이 point   **김은 두 장 반, 다시마는 엽서 반 장 정도가 적정량**

해조의 1일 섭취 적정량은 약 8그램이라고 야마모토 교수는 조언한다. 이것은 김 한 장이 3그램일 때 두 장 반, 엽서만한 다시마 한 장이 15그램일 때 절반 정도의 양이다.

또한 해조류의 카로틴을 효과적으로 섭취하기 위해서는 비타민E를 동시에 섭취하는 것이 좋은데, 함유 식품으로는 식물성 기름(해바라기씨 기름, 면실유, 달맞이꽃씨 기름 등), 아몬드 같은 견과류 등을 들 수 있다. 후코이단 섭취를 위해서는 다시마, 미역, 녹미채 같은 갈조류도 식탁에 자주 올리는 것이 좋다.

해조류는 그 외에도 인체에 필요한 미네랄을 풍부하게 함유하고 있고, 비타민도 많이 들어있어 건강에 매우 유익하다.

해조의 종류

해조류는 보통 띠고 있는 색으로 분류된다. 식물은 광합성에 의해서 성장하는데 해조류도 예외가 아니다. 바위나 절벽 등에서 자라는 남조류와 비교적 얕은 바다에서 보이는 녹조류는 빛이 충분히 도달하는 장소에서 자라며, 약한 빛으로도 광합성을 하는 갈조류는 그보다 조금 깊은 곳에서, 홍조류는 가장 깊은 바다에서 자란다.

● 남조류 – 스피루리나 등   ● 녹조류 – 파래
● 갈조류 – 다시마, 미역, 큰실말, 녹미채 등   ● 홍조류 – 우뭇가사리, 김

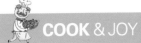

1인분
열량 : 73kcal
염분 : 2.0g

다시마 어묵 찌개

●●● **재료 (2인분)**

다시마(건조) 15g / 어묵(대롱 모양) 1꼬치(30g) / 당근 30g / 대파 10g / 샐러드유 1+1/2작은술 / 물 1컵 /
설탕 1작은술 / 간장 2작은술

1 다시마는 재빨리 씻어 불순물을 없애고, 충분한 물에 20분 정도 담가 불린다. 그것을 소쿠리에 담아서 물기를 쫙 뺀다.

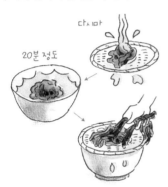

2 대롱 모양의 어묵은 동그란 모양으로 자른다.

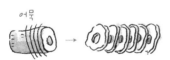

3 당근은 얇은 은행잎꼴로 썬다.

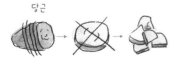

4 냄비에 기름을 둘러 달구고, ①~③을 볶다가 물을 붓고 4~5분간 끓인 뒤, 설탕과 간장을 첨가하여 부드러워질 때까지 15~20분간 더 끓인다. 대파를 잘게 잘라 넣는다.

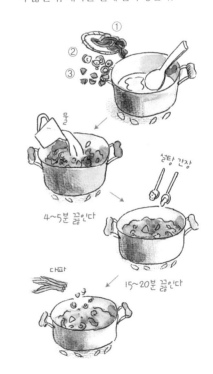

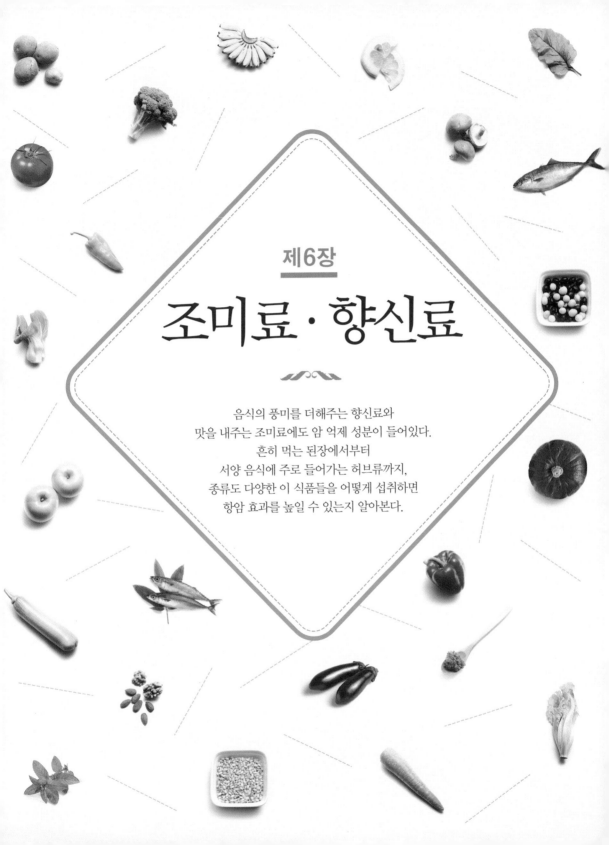

제6장

조미료 · 향신료

음식의 풍미를 더해주는 향신료와
맛을 내주는 조미료에도 암 억제 성분이 들어있다.
흔히 먹는 된장에서부터
서양 음식에 주로 들어가는 허브류까지,
종류도 다양한 이 식품들을 어떻게 섭취하면
항암 효과를 높일 수 있는지 알아본다.

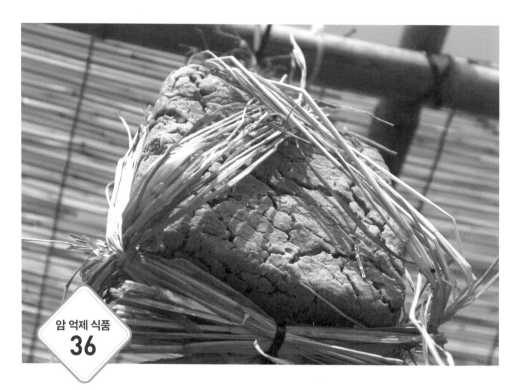

암 억제 식품
36

6개월 이상 숙성시킨 된장이 항암 효과가 탁월하다

된장

식탁에 단골 메뉴로 오르는 된장찌개. 주원료인 된장에 탁월한 항암 효과가 있다고 한다.
제2차 세계대전 당시 일본에 원자폭탄이 투하되었는데, 피폭자 중에 아무런 증상도 없는
사람들이 있었다고 한다. 그들은 된장을 일상적으로 섭취한 사람들이었다.

연구자 _ 와타나베 히로미츠

히로시마대학교 원폭방사선의과학연구소 교수. 구마모토대학교 이학부 졸업. 큐슈대학교 대학원 이학연구과 박사과정
수료. 히로시마대학교 원폭방사선의과학연구소에서 세포재생학 연구. 특히 된장 연구로 잘 알려져 있다.

원자폭탄보다 강한
된장의 힘

항암 성분 Key Point _ 미네랄+α

 왜 암에 좋을까? _ **숙성 된장에는 암을 억제하는 강력한 힘이 있다**

히로시마 피폭자 중에서 후유증도 나타나지 않고 평생을 건강하게 산 사람들은 일상적으로 된장을 섭취한 이들이었다고 한다. 와타나베 교수는 이 사실에 주목하고 연구를 진행했는데 그 과정에서 된장이 위암의 발생을 억제한다는 사실을 발견했다.

와타나베 교수는 강력한 발암물질을 첨가한 사료에 된장, 소금, 보통의 사료를 각각 섞어 실험용 쥐에게 먹였다. 그 결과 종양의 발생률이 소금의 경우는 73.7퍼센트, 보통 사료는 68.4퍼센트, 된장은 57.9퍼센트의 수치를 나타냈다. 더욱이 1마리당 종양의 수도 된장 사료를 준 그룹에서 제일 적게 나왔다. 위암의 경우 된장 사료 그룹의 발생률은 더욱 낮아져 42.1퍼센트라는 수치를 기록했다.

한 걸음 더 나아가 와타나베 교수는 종양의 발생을 억제하고 있는 요인이 된장의 원료인 콩인지 아니면 된장 성분인지를 연구 대상으로 삼았다.

된장을 숙성 단계별로 초기 · 중기 · 완숙기로 나누어 똑같은 실험을 실시한 결과 완숙기의 된장이 가장 좋은 성적을 기록했다. 이로써 콩을 발효시킨 숙성 된장에 암을 억제하는 탁월한 효과가 있음을 알게 되었다(그림 6-1, 6-2 참조). 그중에서도 6개월 이상 숙성시킨 된장이 모든 실험에서 강력한 작용을 하는 것으로 확인됐다.

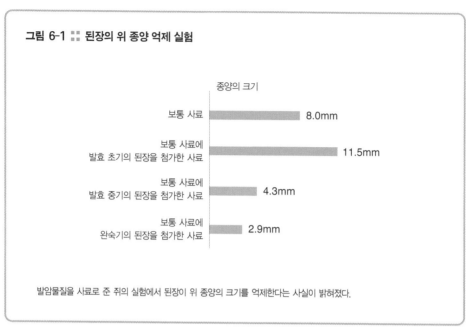

그림 6-1 ⠿ **된장의 위 종양 억제 실험**

종양의 크기

보통 사료	8.0mm
보통 사료에 발효 초기의 된장을 첨가한 사료	11.5mm
보통 사료에 발효 중기의 된장을 첨가한 사료	4.3mm
보통 사료에 완숙기의 된장을 첨가한 사료	2.9mm

발암물질을 사료로 준 쥐의 실험에서 된장이 위 종양의 크기를 억제한다는 사실이 밝혀졌다.

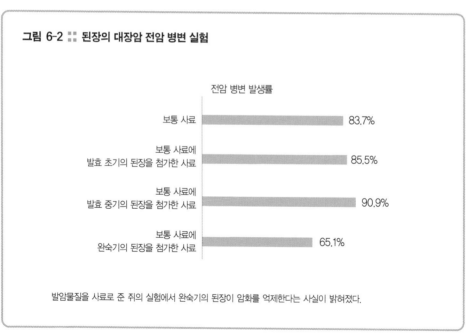

그림 6-2 ⠿ **된장의 대장암 전암 병변 실험**

전암 병변 발생률

보통 사료	83.7%
보통 사료에 발효 초기의 된장을 첨가한 사료	85.5%
보통 사료에 발효 중기의 된장을 첨가한 사료	90.9%
보통 사료에 완숙기의 된장을 첨가한 사료	65.1%

발암물질을 사료로 준 쥐의 실험에서 완숙기의 된장이 암화를 억제한다는 사실이 밝혀졌다.

제철 야채를 듬뿍 넣은 된장국을 하루에 한 그릇씩

하루에 한 그릇씩, 제철 야채를 듬뿍 넣은 된장국을 먹는다면 영양도 암 예방 효과도 만점이다. 염분이 염려된다면 저염 된장을 권한다. 암 억제 효과는 같다. 아울러 고혈압 환자에게는 칼슘이 풍부한 미역 된장국도 적극 추천한다.

된장을 구입할 때는 적어도 6개월 이상 숙성시킨 제품을 고르도록 하자. 충분한 시간을 들여 발효시킨 된장이 암 억제에 더욱 효과적이다.

된장의 발효 단계별 구분

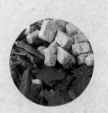

된장은 발효되기 직전의 것을 '초기', 발효된 지 약 4개월째 접어드는 것을 '중기', 6개월 이상 경과한 것을 '완숙기'라고 한다.
일반적인 표시에서는 이 완숙기를 지나면 '숙성', '발효 완숙' 등으로 표시하고 있다.

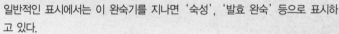

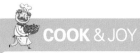

두부 된장 산적

1인분
열량 : 101kcal
염분 : 1.1g

● ● ● **재료(2인분)**

두부 2/3모 / 된장 1큰술 / 설탕 2작은술 / 다시 2작은술 / 유자 약간

1 두부는 마른 행주로 감싸 잠시 그대로 놔
둔다(물기 제거).

2 냄비에 된장, 설탕, 다시를 잘 섞어 졸인
다. 이때 유자 껍질을 강판에 갈아서 혼
합한다.

3 두부를 2등분하여 오븐용 사각철판에 올려
놓고, 3~4분 정도 오븐에서 구워낸다. 준비
된 ②의 된장소스를 두부에 골고루 펴 바른
다음, 다시 2~3분 구우면 OK!

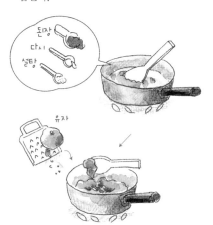

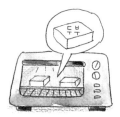

3~4분 굽는다

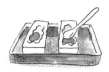

다시 2~3분 굽는다

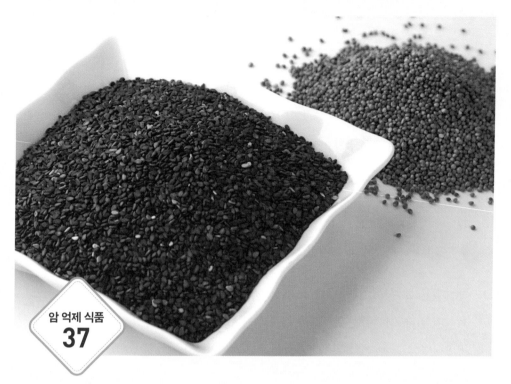

암 억제 식품
37

활성산소를 없애는 항산화 물질의 집합체

깨

암이나 동맥경화가 발생하는 원인에는 활성산소에 의한 체내의 산화가 깊이 관련되어 있다. 그 활성산소를 제거해주는 식품은 많지만, 지금 세계적으로 가장 활발한 연구가 진행되고 있는 식품이 바로 깨이다. 연구 과정에서 항산화 물질인 세사미놀, 세사민 등의 기능이 계속 밝혀지고 있다.

연구자 _ 오사와 도시히코 전문 분야 : 식품기능화학

나고야대학교 대학원 생명농학연구과 교수. 1969년 도쿄대학교 농학부 농예화학과 졸업. 1974년 동교 동과 박사과정 수료. 1974~1977년 호주국립대학교 리서치 특별연구원, 나고야대학교 농학부 조수, 조교수. 1989~1990년 캘리포니아대학교 데이비스캠퍼스 환경독성학부 객원교수. 농학박사.

활성산소를 퇴치하는
항산화 리그난이 가득

항암 성분 Key Point _ 지용성 리그난류(세사미놀, 세사민, 세사모린, 세사미놀 배당체 등)

 왜 암에 좋을까? **암의 원인인 활성산소를 없애는 깨의 항산화 작용**

깨는 다른 유지식물 종자에 비해, 고온에서 장시간 저장해도 높은 발아율을 유지하는 특성이 있다. 참기름은 샐러드유 같은 식용유에 비해 결코 품질이 떨어지지 않으며, 산화 안정성도 높다. 오사와 교수팀은 깨가 갖고 있는 이런 특성과 기능을 바탕으로 15년 이상 연구를 지속해 왔다.

오사와 교수팀은 깨와 참기름에 함유된 지용성 리그난류를 찾아내어, 4종류의 항산화 리그난(참깨 리그난)을 추출하는 데 성공했다. 항산화 참깨 리그난류에는 세사민, 세사모린 등이 있는데, 그중에서도 항산화성이 제일 강하고 안정되어 있는 것이 세사미놀이다.

이것은 참깨샐러드유라고 하는 볶지 않고 만들어진 참기름에 많이 함유되어 있는 물질로, 높은 항산화성을 발휘한다. 그 항산화 작용의 강도는 일반적으로 사용되고 있는 동맥경화 치료제인 프로부콜이라는 약의 효능보다 더 강력하다는 사실을 오사와 교수팀은 실험을 통해 알게 되었다.

그런데 세사미놀은 깨 자체에는 거의 함유되어 있지 않다. 세사미놀은 참깨샐러드유를 제조하는 과정에서 세사모린이라는 물질이 변환하여 생기는 2차 산물이다. 오사와 교수팀은 깨에 함유된 것이 세사미놀 배당체, 즉 세사미놀에 당이 달라붙은 상태의 것이라는 사실을 밝혀냈다. 그리고 그 자체는 항산화성을 갖고 있지 않지만, 사람의 장내

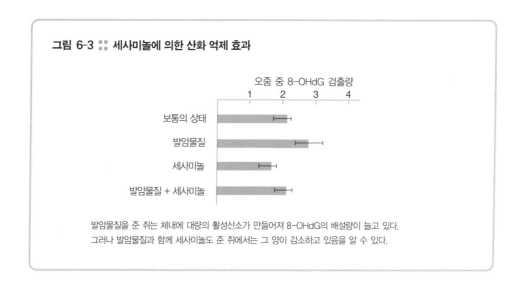

그림 6-3 ▮▮ 세사미놀에 의한 산화 억제 효과

오줌 중 8-OHdG 검출량

| | 1 | 2 | 3 | 4 |

보통의 상태

발암물질

세사미놀

발암물질 + 세사미놀

발암물질을 준 쥐는 체내에 대량의 활성산소가 만들어져 8-OHdG의 배설량이 늘고 있다.
그러나 발암물질과 함께 세사미놀도 준 쥐에서는 그 양이 감소하고 있음을 알 수 있다.

에 살고 있는 세균의 작용에 의해 세사미놀로 변환되어 항산화 작용을 한다는 사실을 확인했다.

그림 6-3은 항산화성을 알아보기 위해 쥐를 이용해 실험한 결과를 나타낸 데이터다. 우리 몸에서는 활성산소에 의해 상처받은 세포의 유전자가 복원되는 과정에서, 8-OHdG라는 물질이 소변과 함께 배출된다. 그림 6-3을 보면, 세사미놀을 먹은 쥐에서는 그 배설량이 줄었다. 다시 말해 세포의 산화, 암화가 억제되고 있다는 뜻이다.

세사민, 비타민E, 셀렌…… 깨는 항산화 물질의 집합체

혈관의 노화현상인 동맥경화는 그동안 LDL콜레스테롤이 원인이라고만 알려져 왔다. 그런데 최근 활성산소가 콜레스테롤을 침착시킴으로써 발생한다는 사실이 밝혀졌다.

오사와 교수는 세사미놀 배당체가 콜레스테롤 침착도 억제한다는 사실을 실험을 통해 밝혀냈다. 토끼를 대상으로 깨 탈지 앙금●을 이용하여 실시한 실험에서 동맥경화 발생을 억제하는 효과를 확인할 수 있었다(그림 6-4 참조).

이런 사실에 비춰본다면 세사미놀은 암뿐 아니라, 몸의 산화·노화의 원인이 되는

그림 6-4 :: 깨 탈지 앙금의 동맥경화 억제 효과

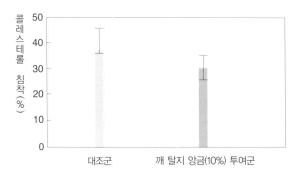

깨 탈지 앙금 속의 리그난 배당체에서 생성된 세사미놀을 비롯한 리그난류가 LDL콜레스테롤의 지질과산화 반응을 억제하고, 동맥경화의 진행을 막는다.

생활습관병에도 효과가 있다고 볼 수 있다.

깨에는 세사미놀 외에도 항산화 작용을 더 잘하는 세사민이라는 물질이 함유되어 있는데, 간으로 들어가서 그 효과를 나타낸다는 사실이 실험에 의해 밝혀졌다.

또한 '항산화 비타민'이라 불리는 비타민E도 풍부하게 함유되어 있어서, 함유 성분 사이에 상승효과를 기대할 수 있다. 게다가 대장암의 예방 효과가 있는 것으로 보고되고 있는 오레인산도 많이 함유되어 있는데, 깨 지방질의 40퍼센트는 오레인산이 차지하고 있다.

그 밖에 주목할 만한 영양소로는 적은 양이기는 하지만 미네랄의 일종인 셀렌이 함유되어 있다. 셀렌은 베타카로틴이나 비타민C · E와 함께 항산화에서 중요한 역할을 하는 효소의 기능을 돕고, 암이나 동맥경화의 예방에도 중요한 기능을 한다.

● 깨 탈지 앙금 : 압착으로 참기름을 만드는 과정에서 생긴 앙금(찌꺼기)을 말한다. 지금의 단계에서는 사료나 비료로만 쓰이고 있지만, 오사와 교수팀의 연구결과에 따라 앞으로는 동맥경화 예방식품으로 응용 · 개발되어, 유효하게 이용되리라고 기대된다.

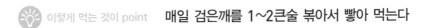

매일 검은깨를 1~2큰술 볶아서 빻아 먹는다

활성산소를 퇴치하여 병을 예방하거나 건강을 유지하기 위해서는 적은 양이라도 매일 계속해서 섭취하는 것이 좋다. 깨의 종류는 크게 나눠 검은깨, 흰깨, 누런깨가 있는데, 각각 세사미놀 배당체와 세사민을 함유하고 있다. 그런데 최근 검은깨의 항산화 작용이 특히 강하다는 것을 알게 되었다. 검은깨의 껍질에 함유된 색소는 폴리페놀의 일종으로 강력한 항산화성이 있음이 밝혀졌고, 현재 다양한 생리 기능에 대한 연구가 이루어지고 있다.

하루에 섭취하는 깨의 적당량은 약 10그램으로, 밥숟가락으로 하나 정도다. 깨의 표면은 셀룰로스라는 물질로 덮여있기 때문에 그대로 먹으면 소화가 되지 않아 몸 밖으로 배출될 수 있다. 소화 흡수를 좋게 하려면 볶아서 빻아 먹는 것이 효과적이다. 그런데 일단 빻고 나면 공기에 노출되어 산화가 진행되므로, 먹기 직전에 필요한 양만 볶아서 빻아 넣는 것이 좋다.

깨는 양질의 단백질원이기도 하고 유황을 함유한 아미노산도 풍부하지만, 필수아미노산의 일종인 리신을 함유하고 있는 단백질은 많지 않다. 그래서 아미노산 조성이 완전히 반대인 콩을 함께 섭취하면 이상적인 아미노산 균형을 이룰 수 있다는 점도 기억하자. 물론 깨 자체만이 아니라 참기름을 요리에 사용하는 방법도 매우 효과적이다.

숙취 해소에도 효과적

세사민은 간의 기능을 돕고 해독 작용을 높이기 때문에, 술을 좋아하는 사람에게 특히 효과적이다. 즉, 알코올의 분해를 촉진하고, 숙취를 방지한다. 게다가 알코올의 분해 과정에서 발생하는 아세트알데히드의 독성도 경감시켜준다. 술을 마시기 전에 미리 깨를 먹거나 깨가 들어간 요리를 안주로 해서 먹으면 좋다.

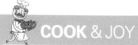

고구마 깨 경단

1인분
열량 : 268kcal
염분 : 미량

●● 재료(2인분)

고구마 120g / 설탕 2큰술 / 달걀 노른자 2/3개 / A(밀가루 2작은술, 물 2작은술) / 볶은 흰깨 3큰술 / 튀김기름 적당량

1 고구마는 둥글게 썰어 껍질을 벗겨 물에 헹군 다음, 물러질 때까지 삶아 식기 전에 가는 체에 으깨 내린다.

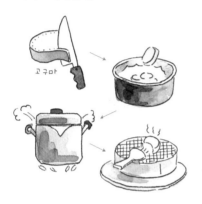

3 A를 ②의 둘레에 묻히고, 흰깨도 골고루 묻힌다

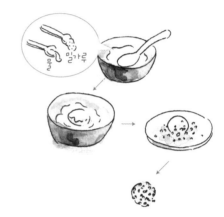

2 ①, 설탕, 달걀 노른자를 섞어, 3cm의 경단을 만든다.

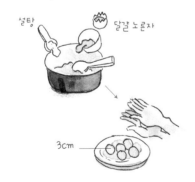

4 180℃의 끓는 기름에 ③을 넣고, 방향을 살살 바꾸면서 깨에 조금씩 색깔이 돌 정도로 튀긴다.

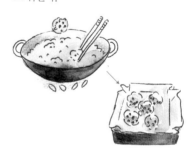

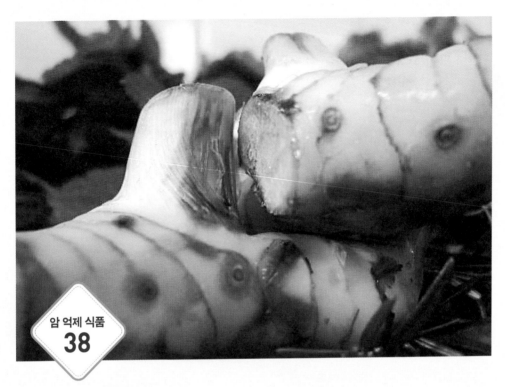

암 억제 식품
38

강한 햇빛을 받아 항산화 성분이 다량으로 생산

타이 생강

매운맛을 좋아하는 사람에게 더할 나위 없이 좋은 것이 바로 톰얌쿵
(새우에 향신료와 소스를 넣고 끓인 태국의 대표 요리)이다. 여기에는
타이 생강이 들어가 독특한 맛을 더해준다. 요리 재료로 폭넓게 사
용되는 타이 생강에는 발암을 강력하게 억제하는 물질이 함유되어 있다고 한다.

연구자 _ 오히가시 하지메   전문 분야 : 생물유기화학, 식품화학

교토대학교 대학원 농학연구과(식품생물과학 전공) 교수. 1971년 교토대학교 대학원 농학연구과 농예화학전공 박사과
정 수료(농학박사). 동 대학 농학부 식품공학과 조수, 조교수를 거쳐 1994년 교수.

발암의 촉진 과정에서
강력한 억제 작용

항암 성분 Key Point _ 아세톡시 카피콜, 아세테이트(ACA)

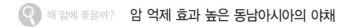

왜 암에 좋을까?　**암 억제 효과 높은 동남아시아의 야채**

　오히가시 교수를 비롯한 교토대학교 농학부의 연구팀은 발암의 촉진 과정을 억제하
는 힘을 단기간에 측정할 수 있는 엡스타인 바 바이러스(EBV) 활성화 실험법●을 도입
하여 연구에 착수했다.

　먼저, 사람들이 일상적으로 먹고 있는 야채와 과일을 대상으로 실험한 결과 그림 6-
5와 같은 자료가 만들어졌다. 이들을 합쳐보면 전체의 27.3퍼센트에서 발암을 억제하
는 힘이 확인되는데, 이는 곧 우리가 먹는 야채와 과일 4종류 중 1종류에서는 암 예방
에 효과가 있는 어떤 물질이 함유되어 있다는 뜻이다.

　다음 단계로 동남아시아의 야채를 살펴봤는데 그림 6-6과 같은 결과를 얻었다. 인
도네시아산의 47.4퍼센트(135종 가운데 64종)에서 강한 억제 활성이 확인되는 등 일본산
보다 대체로 발암 촉진을 억제하는 힘이 높을 것으로 예측되었다. 오히가시 교수는 아
열대 환경에서 자란 식물은 강한 햇빛을 받아 항산화 성분이 다량으로 생산되기 때문
이 아닐까 추측하고 있다. 참고로, 1987년 태국의 암으로 인한 사망률은 1986~1988년

● 엡스타인 바 바이러스(EBV) 활성화 실험법 : 휴먼B림프구 세포에 잠복 감염된 엡스타인 바 바이러스가 여러 가지 발
　암 프로모션 작용 물질과 만나 활성화되고, 그 결과 바이러스에서 초기 항원이 생산된다는 사실에 근거를 두고 있다.
　이 초기 항원의 생산을 억제하는 효과로 발암 프로모션의 억제 효과를 1차적으로 검증하고자 하는 것이다.

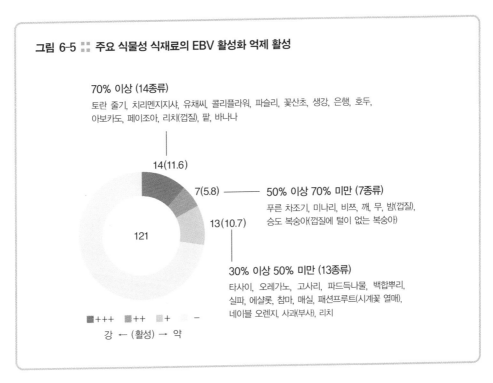

그림 6-5 :: 주요 식물성 식재료의 EBV 활성화 억제 활성

70% 이상 (14종류)
토란 줄기, 치리멘지지샤, 유채씨, 콜리플라워, 파슬리, 꽃산초, 생강, 은행, 호두,
아보카도, 페이조아, 리치(껍질), 팥, 바나나

14(11.6)

7(5.8) —— 50% 이상 70% 미만 (7종류)
푸른 차조기, 미나리, 비쯔, 깨, 무, 밤(껍질),
승도 복숭아(껍질에 털이 없는 복숭아)

13(10.7)

121

30% 이상 50% 미만 (13종류)
타사이, 오레가노, 고사리, 파드득나물, 백합뿌리,
실파, 에샬롯, 참마, 매실, 패션프루트(시계꽃 열매),
네이블 오렌지, 사과(부사), 리치

■+++ ■++ ■+ □−
강 ← (활성) → 약

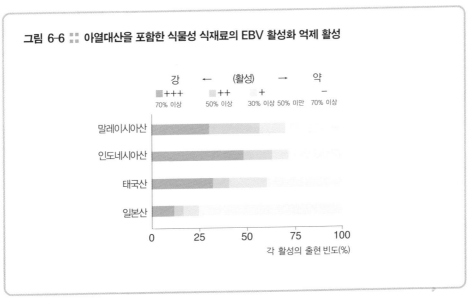

그림 6-6 :: 아열대산을 포함한 식물성 식재료의 EBV 활성화 억제 활성

강 ← (활성) → 약
■+++ ■++ ■+ □−
70% 이상　50% 이상　30% 이상 50% 미만　70% 이상

말레이시아산
인도네시아산
태국산
일본산

0　25　50　75　100
각 활성의 출현 빈도(%)

의 일본 및 미국의 50퍼센트 이하였다.

생강과와 밀감과의 암 억제 효과는 특히 강력하다

일련의 실험을 통해 연구팀은 일반적으로 암 예방에 중요하다고 생각되는 식물로는 유채과, 차조기과, 미나리과, 생강과, 밀감과를 들 수 있다고 지적했다. 특히 인도네시아산 생강과에서는 13종 중에 10종, 밀감과에서는 6종 중에 4종에서 강한 활성이 확인되었다.

그래서 연구팀은 동남아시아 야채 실험 과정에서 아주 뛰어난 발암 억제 활성을 보인 샘플 가운데 하나인 타이 생강에 대한 연구를 진행했다. 그 결과 타이 생강의 뿌리 줄기에 함유되어 있는 아세톡시 카피콜 아세테이트(ACA)라는 물질을 추출하는 데 성공했다.

아세톡시 카피콜 아세테이트는 실험용 쥐를 이용한 동물실험에서 피부, 구강, 대장, 간, 식도 등의 암에 대해 뛰어난 발암 억제 작용을 한다는 사실이 확인되었다. 작용

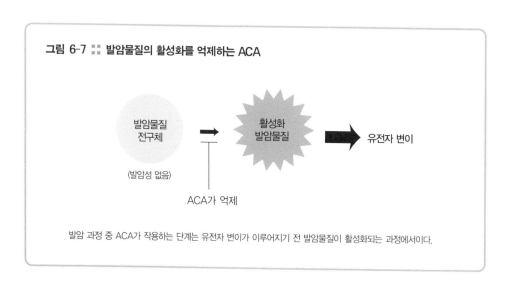

그림 6-7 :: 발암물질의 활성화를 억제하는 ACA

발암물질
전구체

(발암성 없음)

ACA가 억제

활성화
발암물질

유전자 변이

발암 과정 중 ACA가 작용하는 단계는 유전자 변이가 이루어지기 전 발암물질이 활성화되는 과정에서이다.

메커니즘은 활성산소의 생성을 억제하거나, 대사를 통해 체외로 배설하는 효과를 높임으로써 발암물질의 활성화를 억제하는 것이다(그림 6-7 참조).

 이렇게 먹는 것이 point __ **기름과 같이 섭취하면 흡수율 높아져**

아세톡시 카피콜 아세테이트(ACA)는 기름의 성질을 갖고 있는 불안정한 물질이다. 그래서 물과 섞이지 않으며, 물과 접촉하면 분해가 시작되어 발암 억제에 효과가 없는 화합물로 변한다. 반면 기름 속에서는 비교적 안정적이므로 기름과 같이 섭취하면 좋다.

타이 생강은 레몬그라스라든가 코부밀감과 더불어 유명한 태국요리 '톰얌쿵'에 빼놓을 수 없는 재료다. 그러나 수프에 아세톡시 카피콜 아세테이트(ACA)가 얼마나 남아 있고, 발암 억제 효과를 얼마나 기대할 수 있는지는 아직 명확하지 않다. 또 과잉 섭취 시의 부작용에 대해서도 아직 충분한 연구가 이뤄지지 않은 상태다.

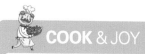

1인분
열량 : 289kcal
염분 : 1.7g

태국식 국수

●● **재료(2인분)**

국수 150g / 새우 50g / 대파 30g / 레몬그라스 약간 / 타이생강 약간 / 빨간 고추 약간 / A(콩소메 1/2개, 물 2컵, 소금 1/2작은술, 간장 1작은술) / 향채 약간

1 냄비에 A, 잘게 썬 빨간 고추, 채썬 타이생강, 레몬그라스를 넣고 끓인다.

3 국수는 삶아서 소쿠리에 건져 흐르는 물에 씻은 다음, 물기를 뺀다.

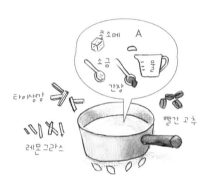

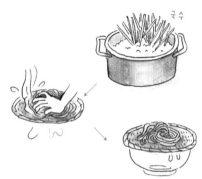

2 새우는 등껍질을 벗겨 내장을 빼낸 후에, 2~3등분하여 ①에 넣고 살짝 데친다.

4 ②에 국수를 넣어 끓이고, 그릇에 담아 향채를 얹는다.

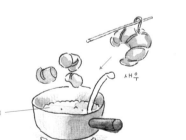

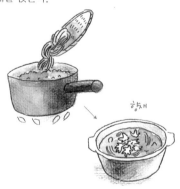

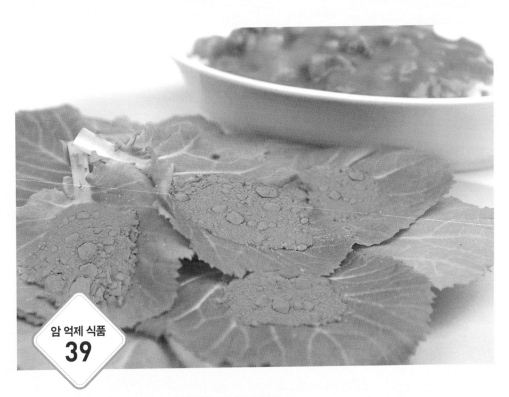

암, 성인병 예방에도 탁월한 장수 식품

심황

아열대 식물 심황은 '터메릭'이라는 이름으로 인도요리에서는 빠지지 않는 향신료다. 그 주된 성분인 '커큐민'이 체내에서 '테트라히드로커큐민'이라는 강력한 항산화 물질로 바뀌어, 암 예방 효과를 발휘한다는 사실이 밝혀져 세간의 이목을 끌고 있다.

연구자 _ 오사와 도시히코   전문 분야 : 식품기능화학

나고야대학교 대학원 생명농학연구과 교수. 1969년 도쿄대학교 농학부 농예화학과 졸업. 1974년 동교 동과 박사과정 수료. 1974~1977년 호주국립대학교 리서치 특별연구원, 나고야대학교 농학부 조수, 조교수. 1989~1990년 캘리포니아대학교 데이비스캠퍼스 환경독성학부 객원교수. 농학박사.

향신료 심황에 숨어 있는
장수의 비결

항암 성분 Key Point _ 테트라히드로커큐민

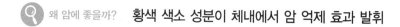 **왜 암에 좋을까?   황색 색소 성분이 체내에서 암 억제 효과 발휘**

오사와 교수는 생활습관병을 예방하는 데 효과가 있는 심황에 대해 오랫동안 연구해 왔다. 심황에서도 가장 주목하고 있는 것은 황색 색소 성분인 커큐민이다.

인도를 비롯한 말레이시아, 인도네시아에서는 예로부터 여성들이 심황을 피부에 바르는 습관이 있었다. 이것은 화장술의 하나일 뿐 아니라, 경험적으로도 심황이 자외선에 의한 상처나 피부감염을 예방하는 데 효과가 있다는 것을 알고 있었기 때문이다.

피부암에 대한 연구에서는 커큐민이 암의 발생 메커니즘 중 '프로모션'이라는 과정에서 암을 억제한다는 사실이 밝혀졌다. 미국 뉴저지 주 라트거스주립대학교 암연구소의 코니 소장을 비롯한 연구진은 쥐의 피부에 암이 일어나지 않을 정도의 발암물질과 자외선을 공급하였다. 그런 다음 발암촉진제 TPA와 커큐민을 함께 발라, 피부암 촉진을 얼마나 억제하는지를 살펴봤다. 이 실험으로 커큐민의 강력한 암 억제 효과가 확인되었다.

그리고 방사선의학종합연구소와의 공동 연구에서는 감마선을 쪼인 쥐의 유선(젖샘) 발암 프로모션 과정에서 커큐민이 강력한 억제 효과를 발휘하였다는 보고를 내놓았다(그림 6-8 참조).

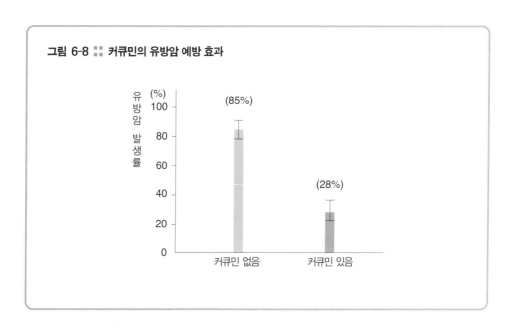

그림 6-8 :: 커큐민의 유방암 예방 효과

유방암 발생률 (%)
(85%)
(28%)
커큐민 없음   커큐민 있음

암 예방 효과뿐만 아니라 성인병 예방 효과도 연구 중

커큐민을 입으로 섭취한 경우에는 어떻게 될까?

오사와 교수 연구팀은 커큐민을 입으로 섭취하면 장내에서 테트라히드로커큐민이라는 강력한 항산화 물질로 바뀐다는 사실을 알아냈으며, 암의 발생을 억제하는 효과를 나타내는 것도 이 물질임을 밝혀냈다.

연구팀은 일본 국립암센터 화학요법부와의 공동 연구를 통해 대장암의 예방 효과를 조사했다. 그 결과 그림 6-9에서 확인할 수 있듯이 대조군에 비해 심황의 성분을 투여한 그룹의 대장암 예방 효과가 높았으며 커큐민보다 테트라히드로커큐민을 투여한 쪽에서 강력한 암 억제 효과를 나타냈다.

아울러 신장암에서의 효과도 조사하였는데 그 결과 역시 테트라히드로커큐민 쪽이 커큐민보다 높은 암 억제 효과를 나타냈다(그림 6-10 참조).

이처럼 심황을 먹으면 체내에서 강력한 항산화 물질로 바뀐다는 사실이 알려지면서

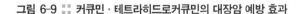

그림 6-9 :: 커큐민 · 테트라히드로커큐민의 대장암 예방 효과

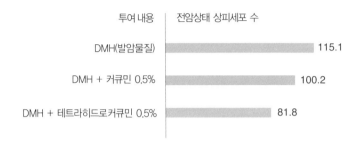

투여 내용	전암상태 상피세포 수
DMH(발암물질)	115.1
DMH + 커큐민 0.5%	100.2
DMH + 테트라히드로커큐민 0.5%	81.8

커큐민과 테트라히드로커큐민의 비교에서는 모두 후자가 더 강한 암 억제 효과를 나타냈다.

그림 6-10 :: 커큐민 · 테트라히드로커큐민의 신장에서의 프리라디컬 억제 효과

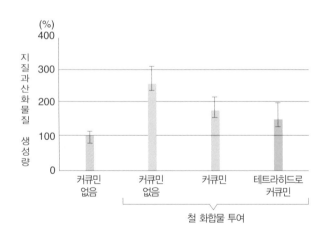

• 철 화합물은 신장에서 프리라디컬을 생성하여 신장암을 유발한다고 알려져 있다.
• 지질과산화물질은 암을 유발하는 물질이다.

많은 연구자들로부터 주목을 끌게 되었으며 암 외에 당뇨병, 간장병과 관련된 연구도 진행되고 있다.

 이렇게 먹는 것이 point   **카레에 첨가해 독특한 향을 즐긴다**

심황은 향신료이기 때문에 음식에 향을 내기 위해 이용하는데 가장 친근한 예가 카레다. 본고장 인도에서는 심황을 거의 매일 어떤 요리에든 사용한다. 심황과 함께 10여 종의 향신료를 혼합하여 만든 각 가정만의 독특한 카레파우더도 있다고 한다.

우리 식생활에서도 고기, 생선, 조개류, 콩류, 채소 등 암 억제 효과가 확인된 식품에 카레를 첨가하면 맛과 향은 물론, 항암 효과도 높일 수 있다. 드라이카레나 필래프(밥에 고기, 새우 따위를 넣고 버터로 볶은 음식)로 이용해도 좋다.

심황과 간장 질환

현재 대만대학교 의학부의 임 교수가 중심이 되어, 바이러스성 간염 환자에게 커큐민을 투여하는 연구가 진행되고 있다. B형 간염, C형 간염은 만성화되면 간경변에서 간암으로 이행하는 경우가 있기 때문에, 커큐민이 이것을 예방할 수 있다면 무척 기쁜 소식이 될 것이다.

한편, 과음이 원인이 되어 간경변이 되는 경우도 있다. 오키나와에는 북을 치면서 춤을 즐기는 '에이서'라는 축제가 있는데, 사람들은 오키나와의 전통주인 아와모리에 푹 빠져있을 정도로 진탕 마시면서 3일간 계속해서 춤을 춘다. 이때 숙취를 해소하기 위해 물에 갠 심황과 된장을 섞어 만든 '특효약'을 마신다. 심황차가 이런 경우에도 애용되고 있는 것이다.

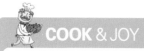
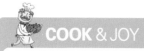**COOK** & JOY

매운맛 치킨 감자구이

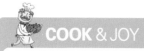1인분
열량 : 203kcal
염분 : 1.3g

●● **재료(2인분)**

닭다리살 150g / 양파 5g / 감자 120g / 소금 약간 / 물냉이 10g / A(소금 1/4작은술, 심황 약간, 칠리파우더 약간, 후추 약간, 토마토케첩 1작은술, 플레인 요구르트 2작은술)

1 양파를 강판에 갈아 A와 혼합한다. 닭고기에 이것을 묻히고, 20분 정도 재운다.

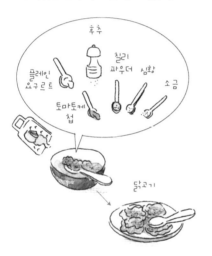

3 ①의 닭고기에 묻힌 소스를 대충 털어내고 오븐용 사각 철판에 보기좋게 담는다. 사이 사이에 ②를 넣고, 오븐 또는 오븐토스터에서 12~13분 굽는다.

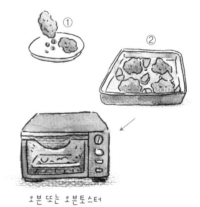

2 감자는 4~6토막으로 막썰기를 하여 덜 익게 삶는다.

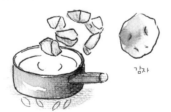

4 ③을 보기 좋게 담아 물냉이로 장식한다.

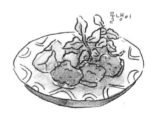

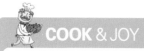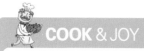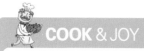

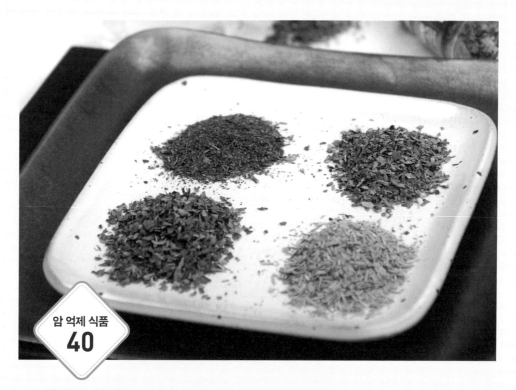

향기를 맡아도, 피부에 발라도, 먹어도 좋다
차조기과 허브류

서양 음식에서 감초격인 허브는 독특한 향과 맛으로 음식의 품격을 높여준다. 이젠 우리에게도 친근한 이름으로 식탁에는 물론 방향제나 방충제, 아로마 테라피 같은 치료 요법으로 다양하게 활용되고 있다. 최근 허브에 함유된 성분들이 암 예방 효과를 나타낸다는 사실이 속속 밝혀지면서 더욱 주목을 받고 있다.

연구자 _ 니시노 호요쿠   전문 분야 : 종양생화학

교토부립의과대학 생화학교실 교수. 1970년 교토부립대학 의과대학 졸업. 1974년 동 대학원 박사과정 수료 후, 동 대학 생화학교실 입실. 1976 ～1978년 미국 하버드대학교 의학부 유학. 1993～1995년 국립암센터연구소 암예방 연구부 부장.

암 예방 성분이
산뜻한 향기를 타고

항암 성분 Key Point _ 테르펜류(울소르산, 오레아놀산 등), 카로틴

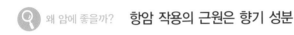 **왜 암에 좋을까?** **항암 작용의 근원은 향기 성분**

허브는 변종을 포함해 대략 2600여 종이 있으며, 가장 많이 활용되는 허브는 500여 종에 이른다. 그중에서도 차조기과 식물은 강한 항산화 작용을 한다고 한다.

차조기과의 허브로는 바질, 로즈마리, 세이지, 타임, 오레가노, 차조기 등이 있다. 이들 허브의 추출물을 이용한 세포 실험에서 발암 억제 효과가 나타났다. 버키트 림프종(림프조직 암의 일종)의 원인인 EB바이러스에 감염된 사람의 B림프구에 허브의 추출물을 주입하자, 주입하지 않은 경우에 비해 EB바이러스의 활성화가 상당히 떨어졌다.

이 발암 억제 작용에는 테르펜류가 기여하고 있는 것으로 보인다. 테르펜류는 독특한 향기 성분으로, 사이클로옥시지나제2(COX2)●라는 효소를 저해하는 기능을 함으로

● COX2: 사이클로옥시지나제2(COX2)는 체내에서 프로스타그란딘을 만드는 효소. 프로스타그란딘은 체내에 없어서는 안 되는 것이기도 하지만, 한편으로는 염증을 진행시키는 성질이 있다. 아스피린 같은 비스테로이드성 항염증제는 COX를 저해함으로써 염증을 억제한다. COX에는 두 종류가 있는데 COX1과 COX2이다. COX1은 대부분의 세포에 항상 있고, 생체의 안정성을 유지한다. 반면 COX2는 강력한 식균 작용을 하는 단구 같은 염증세포에 나타난다. 현재 일부 암의 발생과 증식에 염증이 관련되어 있는 것으로 보이고, 실제로 대장암 조직에서는 많은 COX2의 발현이 확인되고 있다. 이에 따라, COX2의 발현을 억누르면 암 예방에 도움이 되지 않을까 하는 가설하에 아스피린 투여와 식물의 COX 저해 성분에 관한 연구가 이루어지고 있다.

써 암 예방에 도움을 주는 것으로 추측되고 있다.

니시노 교수와 연구팀은 차조기의 오레아놀산을 사용해 발암 실험을 하였다. 피부 발암의 실험 과정에서 오레아놀산을 바른 쥐의 그룹에서는 10주에 접어들자 피부암이 나타났고, 20주 후에는 약 40퍼센트에 피부암이 생겼다. 이에 반해 바르지 않은 쥐의 그룹에서는 그보다 더 빠른 5주째에 피부암이 생겼고, 9주째부터는 모든 쥐에게서 암이 발생하였다. 종양의 수도 오레아놀산을 바른 그룹에서는 50퍼센트의 억제 효과가 있었다.

차조기에는 테르펜류 외에도 플라보노이드류의 루테오린이 풍부하다. 이 루테오린에는 사이클로옥시지나제2(COX$_2$) 저해 작용과 함께 강한 항산화 작용이 있다. 또 카로틴이라는 항암 작용을 하는 성분도 함유하고 있는데 날것으로 먹을 수 있는 잎의 100그램당 함유량이 1.1밀리그램으로 채소 전체에서도 최상위를 기록한다. 카로틴은 세이지나 타임에도 풍부하게 함유되어 있다.

니시노 교수는 허브류에는 아직 밝혀지지 않은 암 예방 성분이 많이 감춰져 있다고 추측하고 연구를 계속하고 있다.

이렇게 먹는 것이 point　　조리할 때는 기름을 사용해 단시간에 재빨리

테르펜류는 기름에 쉽게 녹고 기름의 산화를 억제하는 성질이 있기 때문에, 소량의 기름을 조리에 사용하면 좋다. 단, 너무 가열하면 향이 날아가버리므로 단시간에 재빨리 조리하도록 한다. 날것으로 먹을 때는 먹기 직전에 기름에 살짝 섞어도 좋다.

적은 양으로도 요리의 향을 배가시킬 수 있고, 빛깔의 악센트로서도 빼놓을 수 없는 허브는 암 예방 효과까지 확인되고 있으므로 요리에 자주 사용하면 좋다.

허브는 건조시킨 것보다 날것에 테르펜류가 더 많이 들어있다. 신선한 생허브는 일반적으로 짙은 녹색을 띠며 두툼하다. 보관할 때에는 비닐봉지에 넣거나 랩에 싸서 냉장고 야채칸에 넣어둔다. 금방 사용할 경우에는 줄기가 남아 있으면 물에 담가두는 것이 신선함을 유지시키는 방법이다.

허브마다 독특한 향기 성분

바질 _ 울소르산, 오레아놀산, 로즈마리

세이지 _ 칼소놀, 로즈마놀, 이소로스마놀, 에피로스마놀

타임 _ 치몰, 카바크롤

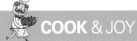

허브 생선 조림

1인분
열량 : 191kcal
염분 : 1.9g

●● **재료 (2인분)**

정어리 2마리(140g) / 양파 50g / 토마토 통조림 1/2컵 / 올리브유 1작은술 / 마늘 약간 / 콩소메 1/4개 / 물 1컵 /
로즈마리 약간 / 소금 1/5작은술 / 후추 약간 / 바질 약간

1 양파는 얇게 썬다.

2 냄비에 올리브유를 두르고, 다진 마늘과 ①
을 볶는다. 물, 콩소메, 토마토 통조림을 넣
고 끓인다. 잠시 후 끓으면 로즈마리를 첨가
하여 4~5분간 더 끓인다.

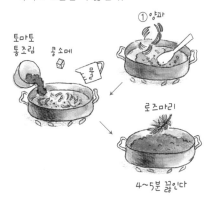

①양파
토마토
통조림
콩소메
물
로즈마리
4~5분 끓인다

4 ②에 ③을 넣고 10분 정도 끓이다가 소금과
후추로 간을 맞춘다.

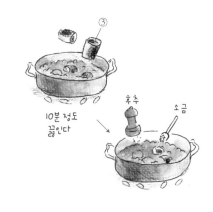

③
후추
소금
10분 정도
끓인다

3 정어리는 토막을 쳐서 내장을 빼내고, 흐르
는 물에 씻어 물기를 뺀다.

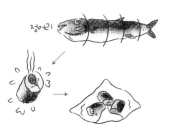

정어리

5 그릇에 ④를 담고, 바질로 장식한다.

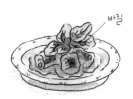

바질

암세포의 자기 사멸 '아포토시스'

암세포를 자살시키는 것을 '아포토시스'라고 하는데, 그 구조는 다음과 같다.

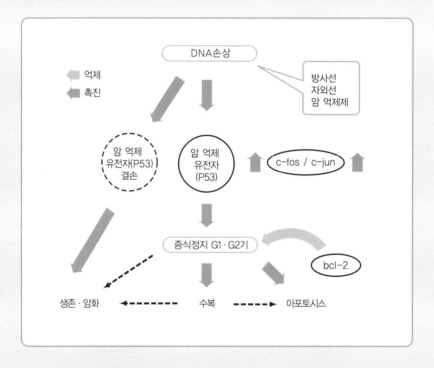

※ 'c-fos'는 신경 활성 물질, 'c-jun'은 전사 인자 유전자군의 한 종류다.
　'bcl-2'는 세포성 암 유전자로 분리된다.

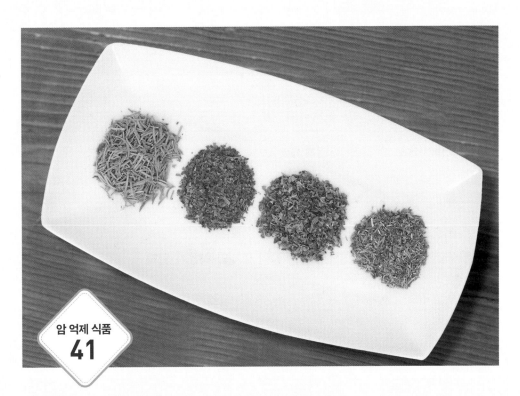

항산화 성분으로 생명 연장과 치유 효과가 탁월

향신료, 허브류

향신료는 요리할 때 좋지 않은 냄새를 없애고 좋은 향을 더하는
데 빼놓을 수 없는 식품이다. 식생활이 풍성해짐에 따라 가정에서도
다양한 향신료가 사용되고 있다. 최근 이 향신료에 항산화성이 있다는
사실이 밝혀지면서 암 예방 효과에 새로운 기대가 모아지고 있다.

연구자 _ 사마루 요시오   전문 분야 : 암 · 이식 · 세포성 면역 등
유리노키클리닉 원장. 1963년 신슈대학교 의학부 졸업. 1964년 도쿄대학교 전염병연구소(현, 도쿄대학교 의과학연구
소) 외과. 1971년 의학박사. 1972년 동 연구원 조수. 1976년 강사 · 병동의장. 1994년 유리노키클리닉 개업.

냄새를 없애고 향을 돋우는
향신료가 발암을 억제

항암 성분 Key Point _ 향신료와 허브의 향

 왜 암에 좋을까? __ **각종 향신료에는 발암 억제의 약효가 있다**

'감기 예방에는 생강차가 좋다'고 하듯이 조상들은 경험적으로 향신료에 약효가 있다는 것을 알고 있었다. 그리고 음식의 냄새를 없애거나 향을 내기 위해 향신료를 식생활에 적절히 사용해 왔다. 사마루 박사는 이 향신료를 대상으로 발암 억제에 관한 동물실험을 실시하였다.

우선 후추과, 생강과, 차조기과 등에서 16과 약 40종을 선택하였고(표 6–1 참조), 10마리씩 10그룹으로 나눈 실험용 쥐를 이용했다.

복수형® 종양을 복강 내에 접종한 쥐에게는 향신료 0.1~1.0퍼센트 정도를 분말 사료에 섞어 주었고, 대조군에는 일반 사료를 주었다. 특징적인 결과는 다음과 같다.

> **주요 영양소**
> (날것·먹을 수 있는 부위 100g당)
>
> ● 타임(차조기과)의 경우
> 단백질 6.5g
> 지방질 5.2g

대조군의 실험별 평균 생존 일수는 11~13일이었음에 비하여 고추냉이 0.5퍼센트를 먹인 쥐 1마리는 암세포로 인한 복수가 없어졌고, 980일 이상이나 살았다.

붉은 차조기 1퍼센트에서도 2마리의 쥐에게 나타났던 복수가 사라져 1마리는 932일, 나머지 1마리는 967

● 복수형(腹水型) : 복막염이나 간경변 같은 질환으로 복강에 액체가 괴는 상태의 병

표 6-1 :: 암 억제 효과가 있는 향신료

과 이름	향신료
후추과	후추
가지과	고춧가루, 토마토, 파프리카
녹나무과	월계수, 계피
백합과	마늘
유채과	고추냉이, 겨자
밀감과	산초, 유자
차조기과	오레가노, 붉은 차조기, 타임, 바질, 로즈마리, 샐비어, 마조람, 페퍼민트
국화과	홍화
생강과	생강, 심황
육두구과	육두구
참깨과	볶아서 빻은 검은깨 · 흰깨
미나리과	코리안더시드, 마근, 파슬리, 회향, 카라웨이
도금양과	올스파이스, 정향(클로브)
오갈피나무과	순인삼가루
붓꽃과	샤프란
산향과	팔각회향풀

일을 노쇠하여 죽을 때까지 살아있었다.

또 볶아서 빻은 검은깨 2퍼센트를 준 그룹에서는 생존 일수가 약간 길어지는 경향을 보였으며, 바질 1퍼센트 그룹과 볶아서 빻은 흰깨 4퍼센트를 먹인 그룹에서는 오랫동안 생존한 쥐가 각각 1마리씩 관찰되었다. 그리고 샐비어 0.5퍼센트와 순인삼가루 1퍼센트를 먹인 그룹에서는 각각 1마리가 750일 이상 생존하였으며, 회향 1퍼센트를 먹인 쥐는 700일 이상 생존했다.

장기 생존과 식물 분류의 관계를 살펴보면 고추냉이는 유채과이고 오레가노, 붉은 차조기, 바질, 샐비어, 페퍼민트는 차조기과이며, 회향은 미나리과다. 특히 차조기과는 8종류 중 5종류(62.5퍼센트)에서 장기적으로 생존한 예를 확인할 수 있었다.

이상의 실험 결과는 차조기과 향신료의 생명 연장과 치유 효과를 증명하는 것이다.

차조기과 향신료에 풍부한 항암 성분

차조기과에는 공통적으로 페릴라알데히드라고 하는 물질이 함유되어 있고, 강력한 항균 · 항곰팡이 작용과 선충(해충)을 파열시키는 독특한 작용을 하는 것으로 알려져 있다. 그러나 유감스럽게도 페릴라알데히드가 이러한 작용들과 어떤 관련이 있는지는 아직 명확히 밝혀지지 않았다.

차조기유에는 EPA●, DHA●라는 불포화지방산이 풍부하게 함유되어 있으며, 이러한 물질이 암 발생률을 낮춘다는 보고도 있다.

최근의 연구에 따르면 일부 향신료에서는 항산화 작용이 확인되었다고 한다. 향신료를 대상으로 총 폴리페놀의 양을 조사하였더니 차조기과의 로즈마리, 샐비어, 오레가노, 타임을 비롯하여 정향(클로브), 올스파이스, 계피 등에 특히 많이 함유되어 있었다.

폴리페놀도 유용한 작용을 하리라고 생각되지만, 향신료의 수백 가지 성분 중 어떤 것이 어떤 역할을 하는지는 앞으로의 연구 과제라고 사마루 박사는 말한다.

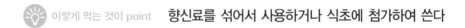 이렇게 먹는 것이 point **향신료를 섞어서 사용하거나 식초에 첨가하여 쓴다**

수프나 조림을 할 때 향을 내기 위해 사용하는 부케가르니●처럼 가열에 강한 향신

● EPA : 정어리, 꽁치, 참치 같은 등푸른 생선의 지방에 많이 함유되어 있는 불포화지방산으로, 심근경색이나 뇌경색 같은 혈관계의 질병 예방에 탁월한 효과가 있다. 몸에 해로운 콜레스테롤을 감소시키는 효과도 주목받고 있다.

● DHA : 전갱이, 고등어, 정어리 같은 등푸른 생선에 많이 함유되어 있는 불포화지방산으로, 뇌를 활성화시키고 혈액 순환을 원활하게 해주며 알레르기를 호전시키는 기능이 있다.

● 부케가르니 : 수프, 스튜, 소스, 끓는 물 등에 향을 내기 위해 넣는 향료식물의 묶음.

료를 몇 가지 혼합하면 미묘하고 다양한 맛을 즐길 수 있고, 한꺼번에 많은 향신료 성분을 섭취할 수가 있어 좋다.

부드러운 버터에 신선한 허브를 섞은 허브 버터를 만들거나 잘게 썬 허브에 식초를 첨가한 허브 식초를 만들어 사용하는 등, 자신만의 독특한 개성으로 요리의 풍미를 살려보는 것은 어떨까?

직접 기른 허브는 깨끗하게 씻어 불순물을 제거한 후 바람이 잘 통하는 그늘진 곳에 매달아 자연 건조 시킵니다. 허브를 보관할 때 물기가 남아 있으면 향이 옅어지거나 변색되기 쉬우니 주의해야 한다.

1인분
열량 : 157kcal
염분 : 1.5g

벤자리 향초구이 삼색피망 소테

●● 재료 (2인분)

벤자리 2마리(140g) / 소금 1/5작은술 / 후추 약간 / 오레가노 약간 / 바질 약간 / 샐비어 약간 / 올리브유 1작은술 /
레몬 1/4개 / A(초록 피망 50g, 붉은 피망 50g, 노란 피망 50g, 샐러드유 1+1/2작은술, 소금 1/5작은술, 후추 약간)

1 벤자리는 아가미와 창자를 제거하고 흐르는
물에 깨끗이 씻어, 물기를 닦아낸다.

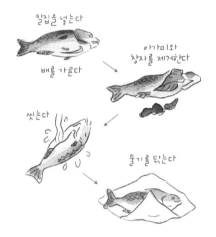

칼집을 넣는다

아가미와
창자를 제거한다

배를 가른다

씻는다

물기를 닦는다

3 ①에 소금과 후추를 뿌리고, 올리브유를
충분히 묻혀 오븐용 사각 철판에 가지런히
얹은 다음 ②를 생선의 뱃속에 넣고 위에
도 뿌린다.

소금·후추·올리브유

②

4 오븐에 ③을 넣고 180℃로 12~13분 정도
굽는다

5 곁들일 A의 피망은 씨를 제거하고 먹기 좋
은 크기로 썰어 기름에 살짝 볶는다. 소금
과 후추로 간을 맞춘다.

6 접시에 ④를 담고, ②와 ⑤를 곁들인다.

2 샐비어, 오레가노, 바질은 듬성듬성 자른다.

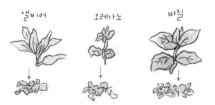

샐비어   오레가노   바질

Tip

말린 허브는 사용하기 전에 손으
로 비비거나 절구에 빻으면 향이
한층 더 좋아진다.

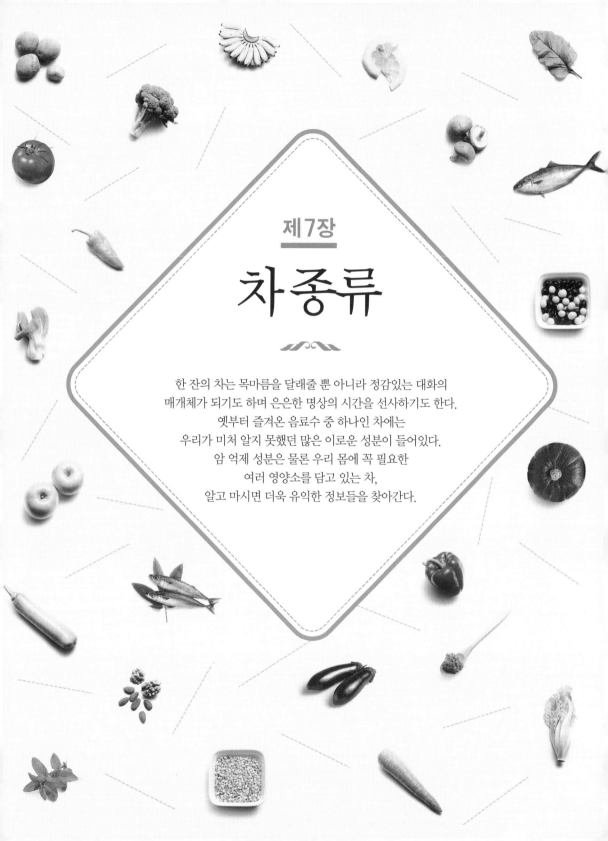

제7장

차 종류

한 잔의 차는 목마름을 달래줄 뿐 아니라 정감있는 대화의
매개체가 되기도 하며 은은한 명상의 시간을 선사하기도 한다.
옛부터 즐겨온 음료수 중 하나인 차에는
우리가 미처 알지 못했던 많은 이로운 성분이 들어있다.
암 억제 성분은 물론 우리 몸에 꼭 필요한
여러 영양소를 담고 있는 차,
알고 마시면 더욱 유익한 정보들을 찾아간다.

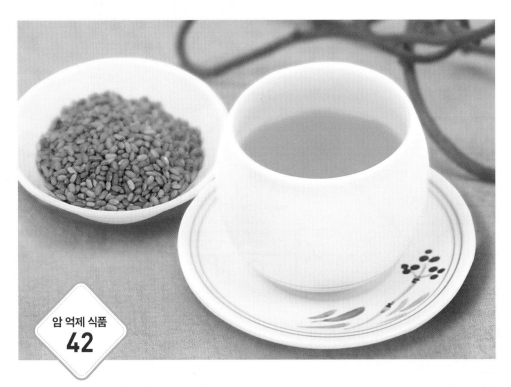

섞어 마실수록 암 억제 효과가 높다

현미차, 녹차

옛날부터 우리의 식생활에 빈번히 등장했던 현미차, 녹차, 메밀가루, 콩가루. 최근 이들 식품에 암 억제 효과가 있다는 사실이 속속 확인되고 있다. 그중에서도 특히 현미차와 녹차는 그 기능이 탁월하다고 한다. 산과 들에서 나는 곡물로 만든 건강 차에 대한 관심이 날로 높아지면서 전통식 중심의 식습관의 유효성도 더불어 부각되고 있다.

연구자 _ 마쓰시마 마사히로

도호대학교 비뇨기과 교수 · 의학부장. 1967년 도호대학교 의학부 졸업. 동 대학 비뇨기과 강사, 지치의과대학 비뇨기과 강사, 미국 위스콘신대학교 근무를 거쳐 1987년 도호대학교 의학부 비뇨기과학교실 교수. 1994년 7월 동 대학 오바시병원 원장.

녹차와 현미차를 함께 마시면
암 크기가 10분의 1로 줄어든다

항암 성분 Key Point _ 시아니딘 글루코시드(폴리페놀류), 비타민 A · C · E

 왜 암에 좋을까? **방광암의 재발을 늦추는 녹차**

마쓰시마 교수는 예전에 도쿄에 있는 대학병원과 시즈오카 현 기요미즈 시 시내의 병원 두 곳에서 진료를 한 적이 있다. 그래서 오랫동안 양쪽의 환자들을 비교해가며 치료를 했다. 그 과정에서 '방광암은 재발하기 쉬운 암인데, 시즈오카 현의 환자들은 도쿄의 환자들에 비해 재발하기까지 기간이 꽤 걸린다'는 사실을 발견했다. 그리고 시즈오카 현에는 차 산지가 있고 이곳 사람들은 한 번 달인 녹차를 하루에 10잔 이상 마시고, 남은 차 찌꺼기도 식용으로 이용하는 습관이 있다는 것을 알게 되었다.

이 사실을 토대로 마쓰시마 교수는 차와 발암에 관한 실험에 착수하였다. 방광암의 증상을 보이는 실험용 쥐를 이용해서 물을 준 경우와 녹차를 준 경우를 비교한 결과, 녹차가 암의 발생을 억제하지는 못했지만 암이 커지는 것은 분명히 억제하고 있다는 사실을 발견했다.

같은 녹차 잎이라도 발효 정도에 따라 이름이 다르며, 주성분인 카테킨의 함유량과 암 억제 효과도 달라진다는 것을 알게 되었다(그림 7-1 참조).

유효 성분을 혼용함으로써 기대되는 상승효과

또 녹차뿐 아니라 전통적인 식생활 습관에서 오는 상승효과를 알아보기 위한 실험

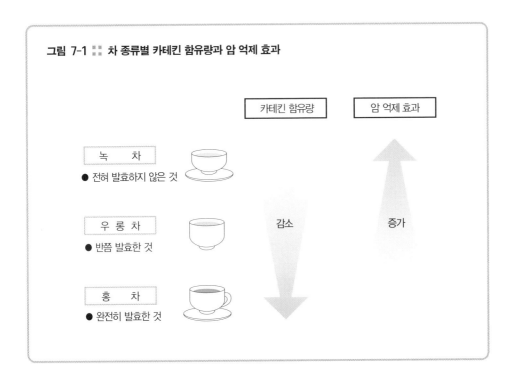

그림 7-1 :: 차 종류별 카테킨 함유량과 암 억제 효과

| 카테킨 함유량 | 암 억제 효과 |

녹 차
● 전혀 발효하지 않은 것

우 롱 차
● 반쯤 발효한 것

홍 차
● 완전히 발효한 것

감소

증가

도 실시했는데 그림 7-2와 같은 놀라운 결과가 나타났다. 대조군에 비해 녹차와 현미차를 섞은 사료를 먹은 그룹은 암의 부피가 5.8퍼센트 밖에 되지 않았던 것이다. 암 발생률도 대조군이 95퍼센트를 나타낸 반면 녹차+현미차 그룹은 절반 이하인 45퍼센트였다.

녹차 한 가지보다는 현미차와 함께 마시는 편이 암 억제 효과가 높다는 사실에 비춰본다면 다른 식품들에서도 상승효과를 기대할 수 있을 것 같다.

실험에 사용된 식품들에는 비타민A · C · E, 카로틴류 같은 암을 억제하는 것으로 알려진 성분이 함유되어 있다. 마쓰시마 교수는 이에 대해 이렇게 얘기하고 있다.

"특히 메밀가루에는 루테인, 콩가루에는 다이제인(폴리페놀류)과 제니스테인(폴리페놀류), 녹차에는 카테킨, 그리고 현미차에는 시아니딘 글루코시드(폴리페놀류) 등 항암 작

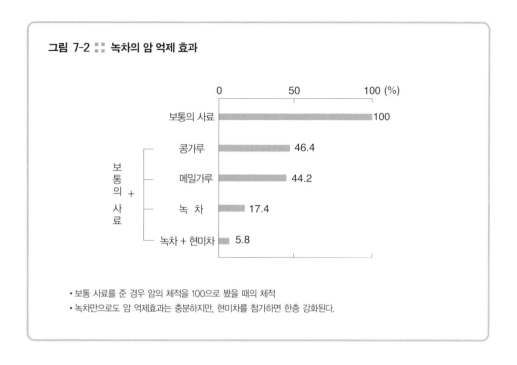

그림 7-2 :: 녹차의 암 억제 효과

| | 0 | 50 | 100 (%) |

- 보통의 사료 100
- 보통의 사료 +
  - 콩가루 46.4
  - 메밀가루 44.2
  - 녹 차 17.4
  - 녹차 + 현미차 5.8

- 보통 사료를 준 경우 암의 체적을 100으로 봤을 때의 체적
- 녹차만으로도 암 억제효과는 충분하지만, 현미차를 첨가하면 한층 강화된다.

용이 밝혀진 특징적인 화학물질도 함유되어 있다. 이들 성분에 의해 효과도 커졌던 것이 아닐까?"

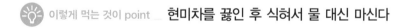 이렇게 먹는 것이 point __ **현미차를 끓인 후 식혀서 물 대신 마신다**

체중 60킬로그램의 성인을 기준으로 한 1일 섭취 권장량은 메밀가루는 9그램, 콩가루는 8그램, 녹차는 18그램, 녹차와 현미차의 혼합은 20그램이다. 메밀가루의 9그램은 일주일에 1컵 이상, 녹차와 현미차의 혼합은 18~20그램으로 차로 마신다면 1일 10컵 이상이 적당한 양이 되는 것이다(그림 7-3 참조).

메밀 1컵 이상은 일주일에 무리없이 섭취할 수 있는 양이다. 콩가루는 슈퍼에서도 팔고 있으니, 떡에 묻혀 먹거나 우유 같은 음료에 섞어 맛있게 먹을 수가 있다. 현미차

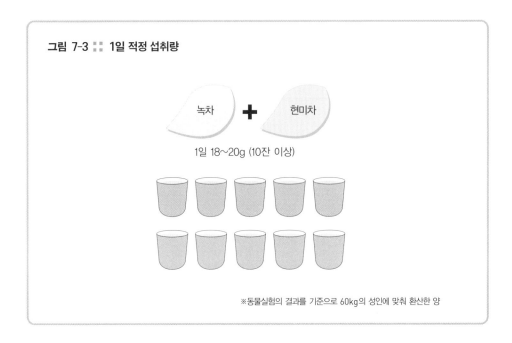

그림 7-3 :: 1일 적정 섭취량

녹차 **+** 현미차

1일 18~20g (10잔 이상)

※동물실험의 결과를 기준으로 60kg의 성인에 맞춰 환산한 양

는 현재 시판되고 있으므로, 보리차와 마찬가지로 끓여서 맛을 우려낸 다음 물 대신 마시는 것도 좋다.

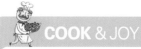
현미 녹차

<table>
<tr><td>1인분</td></tr>
<tr><td>열량 : 0kcal</td></tr>
<tr><td>염분 : 0g</td></tr>
</table>

●● **재료(2인분)**

현미 2큰술 / 녹차 2큰술

1 현미는 재빨리 물에 씻어 물기를 쪽 뺀 다음, 프라이팬에서 약한 불로 향이 돌고 연한 갈색이 날 때까지 볶는다.

3 손잡이가 달린 차주전자에 ②를 넣고 뜨거운 물을 부어 우려 마신다.

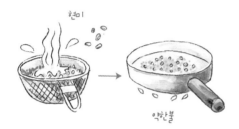

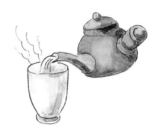

2 볶은 현미를 식혀서 녹차와 1:1로 혼합한다.

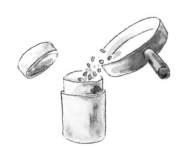

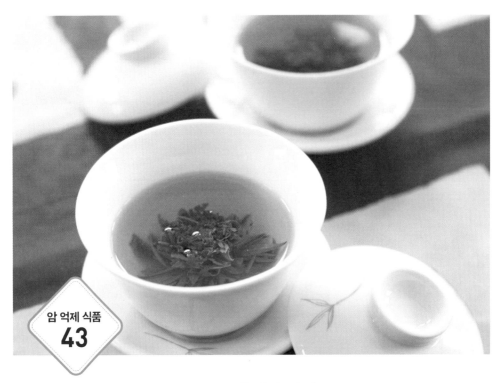

여러 암에 항균 작용과 다이어트 효과가 있다

녹차

녹차에는 우리 몸에 유익한 성분이 가득 들어있다. 그 성분 중에 특히 암과 관련된 연구가 활기를 띠고 있는데, 많은 역학조사와 동물실험이 진행되었고, 더 나아가 일부에서는 임상 실험도 실시하고 있는 단계다. 최근에 주목을 끌고 있는 것은 위암 발병의 큰 요인으로 알려진 파일로리균에 대한 녹차 성분의 작용이다.

> **연구자 _ 하라 유키히코**
>
> 도쿄후드테크노(주) 부사장. 1967년 도쿄대학교 농학부 졸업. 같은 해 미쓰이농림(주) 입사, 차의 연구개발에 종사. 1983년 동사 식품종합연구소 소장. 1990년 「차 폴리페놀류의 생리활성에 관한 연구」로 농학박사(도쿄대학교). 1996년 과학기술청 장관상 수상.

여러 암에 잘 듣는 녹차 성분은 파일로리균에도 유효

항암 성분 Key Point _ 카테킨류

 왜 암에 좋을까? **카테킨류가 암화의 모든 과정에서 효과를 발휘**

차를 마실 때 나는 떫은맛의 원인은 녹차에 함유된 카테킨류● 성분 때문이다. 차의 종류에 따라 다르기는 하지만, 일반적인 녹차에는 카테킨류가 10퍼센트 정도 함유되어 있다. 최근 들어 이 카테킨류(녹차 카테킨)에 다양한 효용성이 있다는 사실이 알려지면서 녹차에 대한 관심이 더욱 높아지고 있다. 그중에서도 많은 연구를 통해 밝혀진 것이 녹차의 카테킨에 의한 발암 억제 작용이다.

녹차 속 주요 카테킨류로 에피갈로카테킨갈레이트(EGCg, 가장 높은 활성을 갖고 있음), 에피갈로카테킨, 에피카테킨갈레이트, 에피카테킨의 4종류가 밝혀졌다. 표 7-1은 녹차와 관련해서 하라 부사장과 연구팀이 여러 가지 암에 대한 동물실험을 실시하여, 그 억제 작용이 인정된 결과를 정리한 것이다. 이것들을 보면 대부분의 암에 녹차 자체 혹은 녹차 카테킨이 유효하다는 사실을 알 수 있다.

위암을 일으키는 파일로리균 사멸 효과를 사람에서도 확인

한편, 최근 주목을 끌고 있는 것으로 녹차 카테킨의 '항파일로리균 작용'이란 것이

● 카테킨과 폴리페놀 : 최근 와인이나 홍차, 코코아 등에 함유된 폴리페놀의 건강 효과가 주목을 끌고 있는데, 녹차의 카테킨 또한 폴리페놀의 일종이다. 녹차의 폴리페놀은 대부분이 카테킨으로 이루어져 있으며 떫은맛 성분인 식물성 탄닌도 폴리페놀과 거의 같은 의미를 지닌다.

표 7-1 :: 녹차 성분의 여러 가지 암 억제 효과

암의 종류	이용한 성분	암의 종류	이용한 성분
식도암	EGCg / 카페인을 제거한 녹차	대장암	녹차 카테킨
십이지장암	EGCg	간장암	EGCg
결장암	녹차 폴리페놀	폐암	녹차
조기 위암	EGCg	소장암	녹차 카테킨
진행 위암	녹차를 달인 것	피부암	EGCg
유방암	녹차 카테킨		

차 카테킨이 암 진행화의 과정에 미치는 영향
- 발암물질에 직접적으로 작용하여 발암물질의 기능을 없앤다.
- 발암물질에 의한 세포의 돌연변이를 막는다. 또한 돌연변이를 일으킨 세포를 복원하여 정상 세포로 되돌린다.
- 세포가 암으로 변형되는 것을 억제한다.

있다. 헬리코박터 파일로리균●은 위염이나 위궤양, 나아가서는 위암의 주된 요인으로 알려져 있다. 시즈오카 현 세이부 하마마쓰의료센터 내시경과의 야마다 마사미 과장 등이 중심이 되고 하라 부사장도 참가한 프로젝트에서는, 녹차 카테킨의 항파일로리균 작용을 조사하는 실험을 했다.

우선 파일로리균을 샬레에서 배양한 다음 카테킨을 첨가하니, 균이 사멸하는 모습을 확인할 수 있었다. 또 파일로리균에 감염시킨 모래쥐에게 차 카테킨을 투여하자 위 점막의 장해가 억제되었다. 다음으로 실시한 임상 실험에서는 파일로리균 감염자 34명에게 하루 700밀리그램의 녹차 카테킨을 1개월 동안 투여하면서 그 변화를 살펴본 결과 그림 7-4와 같은 결과를 얻었다.

"현재 실시되고 있는 항생물질에 의한 파일로리균 소거 요법에서는 내성균의 출현

● 헬리코박터 파일로리균 : 위 점막에 기생하는 나선형 모양의 균. 우리나라 성인의 70퍼센트 정도가 보균자로 한국인에게 가장 많이 발생하는 위염의 주요 원인인 것으로 알려졌다.

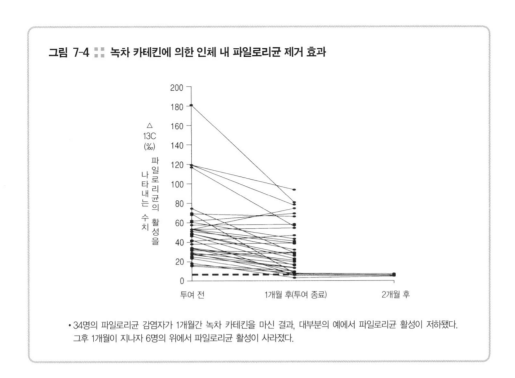

그림 7-4 :: **녹차 카테킨에 의한 인체 내 파일로리균 제거 효과**

△ 13C (‰) 파일로리균의 활성을 나타내는 수치

투여 전 | 1개월 후(투여 종료) | 2개월 후

• 34명의 파일로리균 감염자가 1개월간 녹차 카테킨을 마신 결과, 대부분의 예에서 파일로리균 활성이 저하됐다. 그후 1개월이 지나자 6명의 위에서 파일로리균 활성이 사라졌다.

이 문제가 된다. 하지만 녹차 카테킨은 내성균이나 부작용의 걱정이 없기 때문에 새로운 위궤양 대책이나 위암 예방법으로 기대되고 있다.”라고 하라 부사장은 설명했다.

　녹차 카테킨은 암 억제 효과 외에 혈중 콜레스테롤 저하 작용, 장내 세균의 균형을 조절하는 작용, 다이어트 효과(당분의 분해 흡수 저해 및 지방질의 흡수를 억제하는 작용) 등이 있다는 사실이 추가로 밝혀졌다.

💡 이렇게 먹는 것이 point　　**차로 마신다면 하루 5~6잔이 적정량**

　앞의 동물실험과 임상 실험의 투여량을 참고하여 건강 효과를 발휘할 수 있는 녹차의 적정량을 제시한다면, 약간 진한 녹차인 경우는 하루 5~6잔이 된다. 식후에 1~2잔 마시는 것 외에 목이 마를 때 수시로 마시는 것도 좋다.

표 7-2 :: **각종 차에 함유된 카테킨류**

종류	카테킨 양(%)	종류	카테킨 양(%)
옥로(상급)	10.04	가마덖음차(상급)	14.10
옥로(중급)	10.79	가마덖음차(중급)	18.16
전차(상급)	14.14	번차	12.33
전차(중급)	13.56	호우지차	8.32

카테킨 양은 에피갈로카테킨갈레이트 · 에피갈로카테킨 · 에피카테킨갈레이트 · 에피카테킨의 합계

- 옥로 : 찻잎을 따기 약 2주일 전부터 직사광선을 받지 않도록 햇볕가리개를 씌워 재배한 차로, 잎이 부드러워서 품질이 좋다.
- 전차 : 5월에 딴 햇차와 6월에 딴 2번차를 증기로 찐 다음 비벼서 말린 것. 우리가 흔히 마시는 대부분의 녹차가 이것이다.
- 가마덖음차 : 솥에 넣고 삶은 중국식 차.
- 번차 : 전차의 가공 과정에서 제외된 줄기, 잎, 가루, 싹 등을 쓰며, 이외에도 찻잎이 뻣뻣해지기 시작할 때 줄기와 잎을 따서(3번차) 만든다.
- 호우지차 : 번차나 선별된 전차를 강한 불에 볶아 태움으로써 향이 가미된 차. 질이 낮아 비교적 가격이 싸다.

녹차 카테킨의 섭취를 위해서라면 꼭 좋은 차를 고집할 필요는 없다. 카테킨류는 뜨거운 물에 잘 우러나기 때문에, 약간 미지근한 물에 우려 먹는 품질이 좋은 차보다는 뜨거운 물에 우려 먹는 엽차나 손쉽게 구할 수 있는 차가 오히려 좋을 수도 있다.

약간 미지근하게 마시는 경우라면 2~3번 우려 마시면 카테킨을 그만큼 섭취할 수 있게 되며, 여러 가지 요리에 넣어 먹어도 좋다.

철분제, 차로 마셔도 괜찮다

빈혈 치료에 이용되는 철분제는 차로 마셔서는 안 된다고 흔히 알고 있다. 하지만 이에 대해 하라 부사장은 다음과 같이 말하고 있다. "철분제에는 일반 식품과는 자릿수부터가 다른 다량의 철분이 함유되어 있다. 그중의 어느 정도는 카테킨과 결합하지만, 전체적으로 보면 아주 적은 양이기 때문에 문제가 되지 않는다. 일부러 차로 마실 필요는 없지만, 혹시 철분제를 차로 마시더라도 문제될 것은 없다."

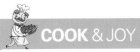

녹차 요구르트 아이스크림

1인분
열량 : 147kcal
염분 : 0.2g

●● **재료(2인분)**

플레인 요구르트 1/2컵 / 아이스크림 1/2컵 / 설탕 1큰술 / 녹차 2작은술

1 아이스크림은 약간 녹여서 부드럽게 만든다.
여기에 요구르트와 설탕을 넣고 휘저어 녹녹
하게 만든 다음, 다시 냉동실에 넣어 굳힌다.

2 녹차는 믹서로 갈아 분말로 만든다(소형 믹
서가 없을 때는 양념을 빻는 절구로 한다).

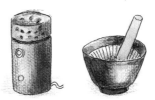

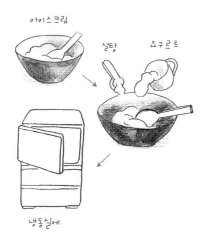

3 ①을 그릇에 담아 ②를 뿌린다.

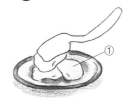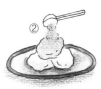

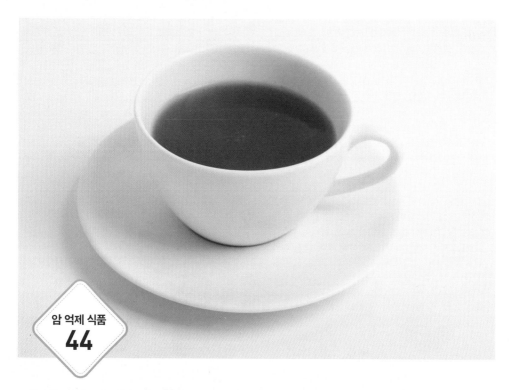

암 억제 식품
44

녹차보다 뛰어난 암 억제 효과

홍차

녹차에 함유된 카테킨이 암 예방에 탁월하다는 사실이 세계적으로 주목을 끌면서 열정적
으로 연구가 진행되고 있다. 이에 비하면 홍차의 암 예방 작용에 대한 연구는 아직 활발하
지는 않지만, 녹차를 능가하는 효과가 기대되고 있다.

연구자 _ 나카무라 요시유키 전문 분야 : 식품위생학, 암 예방학
시즈오카현립대학교 약학부 조교수. 1968년 시즈오카 약과대학 대학원 수료. 같은 해 같은 대학에서 조수. 미국 국립
암연구소 객원 연구원을 거쳐 1991년부터 시즈오카현립대학교 약학부 조교수.

홍차에는 녹차에 필적하는
발암 억제 물질이 존재

항암 성분 Key Point _ 수용성고분자화분(TND)

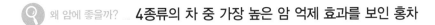 **왜 암에 좋을까?** _ **4종류의 차 중 가장 높은 암 억제 효과를 보인 홍차**

나카무라 교수는 홍차도 녹차와 비슷한 암 예방 효과를 기대할 수 있을 것이라고 예상하고 홍차에 대한 연구에 들어갔다.

녹차는 잎을 딴 다음 바로 찌기 때문에 발효되지 않지만, 홍차는 날잎을 비벼 효소를 작용시켜 발효를 일으킨다. 즉, 찻잎에 함유된 카테킨류가 산화되면서 테아플라빈과 데아루비긴으로 변화해 홍차의 찻잎이 적갈색을 띠는 것이다. 녹차의 폴리페놀은 11~15퍼센트(건조된 중량당)이고, 홍차는 20퍼센트 전후에 이르기 때문에, 총 폴리페놀의 양은 녹차보다 홍차 쪽이 오히려 많다.

나카무라 교수의 실험은 녹차(무발효차), 홍차(발효차), 우롱차(반발효차), 검은 누룩곰팡이를 통해 발효시킨 흑차(후 발효차)의 4종류를 이용하여 실시됐다. 이 차들의 열탕 추출물을 가지고 실험한 결과 그림 7-5와 같은 사실이 도출되었다.

홍차의 수용성고분자화분(TND)에서 강력한 항암 효과

홍차의 수용성화분을 한 번 더 투석하여 저분자물질과 고분자물질로 나눈 결과 활성의 대부분이 후자에 존재한다는 것을 알았고, 이것을 수용성고분자화분(TND)이라는 이름으로 부르기로 했다.

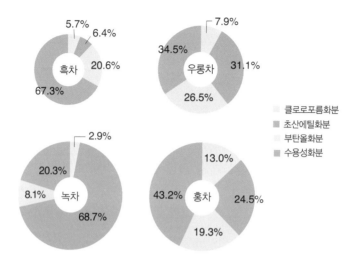

그림 7-5 :: 찻잎 열탕 추출물의 발암 억제 효과와 각 화분의 활성 기여도

클로로포름화분
초산에틸화분
부탄올화분
수용성화분

원그래프의 크기는 찻잎에 뜨거운 물을 부어 얻어진 추출물의 발암 프로모션 억제 작용을 나타낸다. 녹차와 홍차는 같고, 다음으로 우롱차, 흑차의 순서로 발암 프로모션 억제 작용이 보였다.
각 원그래프 속의 화분은 각각의 활성에 대한 기여율을 나타내고 있는 것이다. 녹차는 카테킨류가 주를 이뤄 초산에틸화분의 활성이 높고, 홍차는 수용성고분자화분의 활성이 높다는 것을 알 수 있다.

연구팀은 수용성고분자화분을 당과 폴리페놀 화합물로 이루어진 물질의 혼합물로 추정하고 있다. 수용성고분자화분은 홍차에만 있는 것이 아니라 어느 찻잎에든 들어 있지만, 나카무라 교수의 실험을 통해 홍차의 성분이 발암 프로모션의 억제에 가장 강력한 효과를 발휘하고 있다는 사실을 알 수 있었다. 녹차와 비교해도 현저한 차이를 볼 수 있었다(그림 7-6 참조).

또한 쥐를 이용한 대장암·소장암·위암의 발암 실험에서는 종양 수와 종양의 크기, 양쪽 모두에게 억제 효과가 나타났다. 더군다나 녹차 카테킨에 비해 어느 암에서든 수용성고분자화분이 더 뛰어난 효과를 나타냈다. 또한 녹차의 카테킨처럼 수용성고분자화분도 아포토시스를 유도한다는 것을 연구팀은 확인했다.

그림 7-6 :: TND의 JB6 배양 세포계에서의 발암 촉진 억제 작용

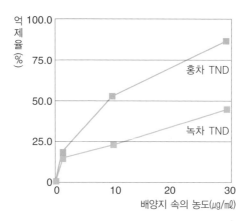

*JB6 : 시험관 안에서 발암을 조사할 수 있는 세포 계열의 일종.
JB6 배양 세포계를 이용하여 녹차와 홍차 수용성고분자화분의 발암 프로모션 억제 작용을 조사하였다. 그 결과, 홍차 수용성고분자화분의 억제율이 녹차 수용성고분자화분의 2배에 달하였고, 농도 30μg/㎖에서의 홍차 수용성고분자화분은 87%나 되는 높은 억제율을 보였다.

그림 7-7 :: TND의 JB6 배양 세포계에서의 발암 촉진 억제작용

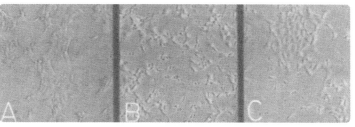

A 정상 배양　　　　　B 발암 촉진물질을 첨가하여　　C 발암 촉진물질에 홍차
　　　　　　　　　　　　배양　　　　　　　　　　　　TND를 첨가하여 배양

정상세포(A)는 발암 촉진 물질을 첨가하여 배양하면 암화되어 세포의 형태가 B처럼 바뀐다. 그러나 B에 홍차 수용성고분자화분을 첨가하여 배양하면 세포의 암화가 억제되어, A의 정상적인 세포에 가까운 C와 같은 모양이 된다.

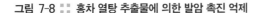

그림 7-8 :: 홍차 열탕 추출물에 의한 발암 촉진 억제

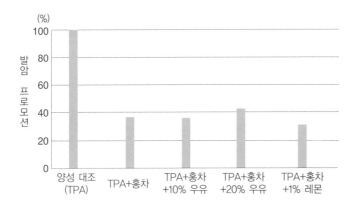

JB6 세포계에 TPA(발암 촉진 물질)로 발암 프로모션을 유도한 후 발암 프로모션 억제율을 조사하였다. TPA로 발암이 유도된 양성 대조를 100%로 나타냈다. 따라서 막대그래프가 낮아질수록 억제 효과가 강하다는 것을 의미한다. 우유는 10%보다 20%를 첨가한 쪽이 약간 약해졌지만, 억제 효과에 통계학적으로 의미 있는 차이는 없었다. 레몬 1%를 첨가한 그룹에서는 아무것도 넣지 않은 쪽보다 억제 효과가 높아지는 경향을 나타냈다.

 이렇게 먹는 것이 point **식전 식후 관계없이 매일 습관적으로 마시면 좋다**

나카무라 교수의 연구를 통해 영국인이 보통 홍차에 첨가하는 우유의 양(20퍼센트까지)으로는 암 억제 효과에 거의 영향을 미치지 않는다는 사실을 확인할 수 있었다. 물론 레몬을 첨가해도 활성에 영향을 미치지 않는다(그림 7-8 참조).

홍차 1컵 분량(200밀리리터)에 함유되어 있는 홍차 총 고형 성분 약 600밀리그램 중에는 카테킨, 홍차 색소인 데아루비긴류나 테아플라빈류 및 플라보놀류가 3분의 1에 해당하는 약 200밀리그램을 차지하고 있다. 카페인이 1컵에 40~50밀리그램 함유되어 있지만 이는 녹차도 마찬가지이며, 하루에 6~7잔 정도를 마셔도 보통 사람의 건강에는 악영향을 미치지 않는다.

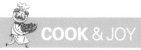

홍차 케이크

1인분
열량 : 234kcal
염분 : 0.4g

● ● **재료(2인분)**

밀가루 30g / 베이킹파우더 1/4작은술 / 버터 25g / 설탕 30g / 달걀 1/2개 / 홍차잎 1+1/2작은술

1 홍차잎을 잘게 썬다.

홍차잎

2 밀가루와 베이킹파우더는 섞어서 체에 친다.

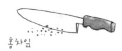

밀가루·베이킹파우더

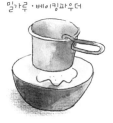

3 움푹 패인 그릇에 버터를 넣고 부드럽게 하여 설탕을 넣고 잘 섞는다.

버터

설탕

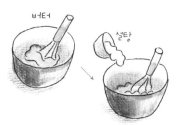

4 ③에 달걀을 조금씩 부으면서 섞은 다음, ①을 넣고, ②를 체로 쳐 골고루 잘 섞는다.

"조금씩"

②

①

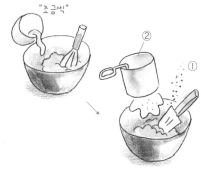

골고루 잘 섞는다

5 틀에 ④를 붓고, 170℃의 오븐에서 굽는다.

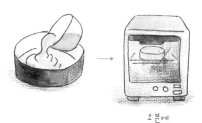

오븐에

제7장 _ 차 종류 **271**

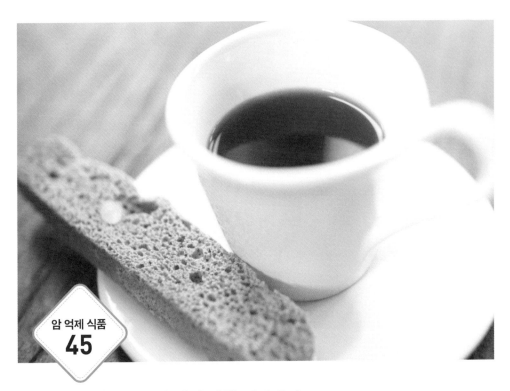

암 억제 식품

45

항산화 작용은 하루에 약간 진한 커피 2잔

커피

커피를 즐기는 사람도 커피의 카페인에 대해서는 염려하곤 한다. 그러나 지금까지 발표된
커피에 관한 몇 건의 보고서를 본다면 아마 놀랄 것이다. 왜냐하면 커피에 발암 억제 효과
가 있기 때문이다. 더더욱 놀라운 것은 이미 발생한 암세포의 증식·침투를 억제하는 기
능도 갖고 있을 가능성이 높다는 사실이다.

연구자 _ 야가사키 가즈미

도쿄농공대학 교수. 1971년 도쿄대학교 약학부 졸업. 1976년 동 대학원 농학계열 연구과 박사과정 수료, 농학박사.
같은 해 교린세이야쿠(주) 중앙연구소 연구원. 1983년 도쿄농공대학 농학부 강사, 1985년 동 대학 조교수. 1987년 일
본영양·식량학회 장려상 수상.

암의 침윤 · 증식을 억제하는
커피 속 놀라운 성분

항암 성분 Key Point _ 클로로겐산, 카페산, 키나산

 왜 암에 좋을까? _ **클로로겐산과 그 대사물이 암에 큰 효과 발휘**

커피에 함유된 생리 활성 성분 중에서 암과 연관되어 주목을 받고 있는 것이 '클로로겐산'으로, 화학적 구성은 카페산과 키나산의 결합체다. 커피 한 잔당 클로로겐산의 함유량은 레귤러 커피의 경우는 15~325밀리그램이고, 인스턴트 커피는 55~240밀리그램이다.

발암 억제 효과에 대한 지금까지의 연구 보고를 보면, 커피에 함유된 클로로겐산이 결장암과 간장암, 설암의 발생률을 낮춘다는 사실이 확인되었다.

이미 발생한 암에 대한 작용을 알아보기 위하여 야가사키 교수팀은 암세포의 증식 · 침윤●에 대한 커피와 그 성분의 관계를 확인하기로 했다.

우선 실험용 쥐의 장간막에서 떼어낸 중피 세포를 배양한 후 거기에 실험용 쥐의 암세포를 배양하여 관찰한다. 그리고 현미경을 통해 1제곱센티미터당 암세포 수를 세어서 암의 침윤력(침투하는 힘)을 판정한다.

이 방법으로 인스턴트 커피 분말(이하 'ICP') 수용액, 클로로겐산, 카페산, 키나산을

● 침윤(浸潤) : 암세포가 다른 부위로 전이될 때 맨 처음에 일어나는 과정으로, 쉽게 말하면 암세포가 원래 발생했던 장기나 기관을 이탈하여 혈관이나 림프관 속으로 파고 들어가거나 표적 장기로 침입하는 것이다.

각각 첨가한 것과 보통의 물을 넣은 대조군을 비교했다. 그 결과 대조군보다 모두 효과적(통계학적으로 유효)으로 침윤을 억제했다. 그중 ICP 수용액은 같은 농도에서 암세포의 증식을 억제한다는 효과도 인정받았다. 다만, ICP 속의 어떤 성분이 증식을 억제하는지는 아직 확실하게 밝혀지지 않은 상태다.

침윤·증식을 억제하는 강한 항산화 작용

다음으로 야가사키 교수팀은 커피와 그 유효 성분을 입으로 섭취했을 때, 생체 내에서도 이러한 효과를 얻을 수 있는지를 알아보기 위해 ICP 수용액을 쥐에게 먹이고, 일정 시간 단위로 채집한 실험용 쥐의 혈청을 조사했다.

그 결과 투여한 지 1시간 후부터 암세포의 증식과 침윤을 효과적으로 억제하였고, 2시간 후에는 최대의 효과를 나타냈으며, 그 작용은 적어도 5시간 이상 지속됐다(그림 7-9 참조).

다음으로는 ICP 수용액의 농도를 바꾸면서 혈청을 조사해보았다. 그 결과 1회에 체중 100그램당 12.5밀리그램의 투여량에서 효과적으로 증식·침윤이 억제되었다(그림 7-10 참조).

커피와 그 함유 성분이 이러한 효과를 나타내는 메커니즘에 대해 야가사키 교수는 '활성산소와의 관련'을 요인으로 들었다. 원래 클로로겐산 같은 커피 성분은 강한 항산화 작용을 한다. 항산화 작용은 암 침윤의 억제에서도 힘을 발휘할 수 있다고 야가사키 교수는 추측하고 있다.

이렇게 먹는 것이 point   **약간 진한 커피 2잔 정도가 하루 적정량**

실험 결과를 체중 60킬로그램의 사람에게 적용한다면 인스턴트커피 분말은 7.5그램이 된다. 이 수치는 약간 진한 커피 2잔 정도에 해당하는 양이다.

그림 7-9 :: 커피와 암의 침윤 억제 작용

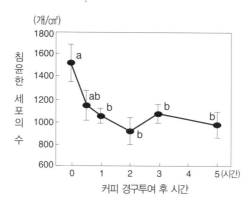

(개/㎠)

침윤한 세포의 수

커피 경구투여 후 시간

실험용 쥐에게 인스턴트 커피 수용액을 먹이고, 일정 시간마다 채취한 혈청에서 암의 침윤 억제 효과를 조사하였다. 효과는 1시간 뒤부터 나타났고, 2시간 후에 최대가 되었으며, 적어도 5시간 이상은 지속되었다.
(※다른 알파벳이 붙은 수치 사이에는 의미 있는 차이가 보인다는 것을 나타낸다.)

그림 7-10 :: 커피의 양에 따른 암의 침윤 억제 효과

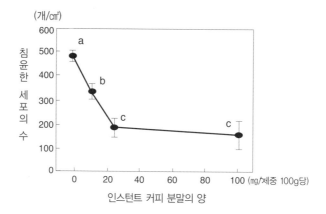

(개/㎠)

침윤한 세포의 수

인스턴트 커피 분말의 양

각각의 양의 커피분말을 물에 녹여 실험용 쥐에게 먹이고, 2시간 뒤에 채취한 혈청에서 암의 침윤 억제 효과를 조사하였다. 효과는 체중 100g당 12.5mg에서 나타났고, 20mg에서는 거의 최대가 되었다. 그러나 그 이상에서는 커피의 농도가 진해도 거의 변화가 없었다.

물론 이 정도 양의 커피를 매일 마시면 암의 증식·침윤이 억제된다고 단정지을 수는 없으며, 무리하게 마실 필요도 없다. 다만, 그런 점을 염두에 두고 커피도 건강 유지에 도움이 된다는 사실을 알아두었으면 한다.

또 레귤러 커피냐 인스턴트 커피냐, 뜨거운 커피냐 아이스 커피냐에 따른 효용의 차이도 현재로서는 밝혀지지 않았다. 따라서 자신의 입맛에 맞춰 즐기는 게 좋겠다.

단, 커피에는 잘 알려진 바와 같이 신경 흥분 작용과 이뇨 작용을 일으키는 카페인이 함유되어 있다. 자기 전에는 마시는 것을 삼가고, 하루에 너무 많은 양을 마시지 않도록 주의해야 한다.

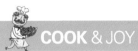

커피 젤리

1인분
열량 : 100kcal
염분 : 미량

● ● **재료(2인분)**

커피 1컵 / 젤라틴 가루 1+1/2작은술 / 물 2작은술 / 설탕 2 + 2/3큰술 / 생크림 1+1/3큰술

1 물에 젤라틴을 넣고 푼다.

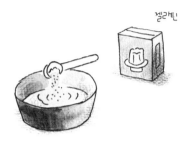

3 ②를 그릇에 부어 냉장고에서 차게 식힌다

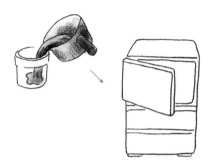

2 커피를 따뜻하게 데워, ①을 넣고 녹인 다음 설탕도 넣는다.

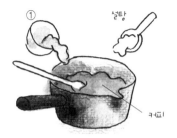

4 생크림을 살짝 거품 내어, ③ 위에 얹는다.

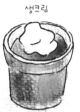

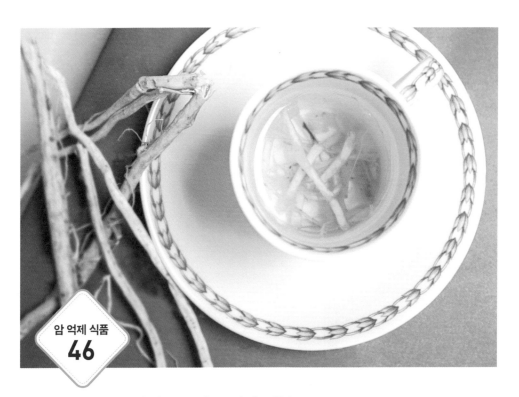

암 억제 식품

46

전통차로, 한방 약재로 쓰이는 항암 성분

황기차

중국의 산속에 자생하는 황기로 만들어진 황기차. 호두과의 다년초로 향기가 진하고 옅은 단맛이 있다. 예로부터 승려들이 건강 차로 애용했고, 한방에서는 황기의 뿌리를 약재로 쓰고 있다. 무엇보다도 고마운 것은 황기의 추출 성분에 암을 예방하는 효과가 있다는 사실이다.

연구자 _ 미즈타니 겐지

마루젠제약주식회사 연구개발본부 종합연구소 부소장. 1979년 히로시마대학교 대학원 약학연구과 석사과정 수료. 같은 해 히로시마대학교 의학부 종합약학과 기술보좌원, 조수, 강사. 1988년 마루젠카세이(주)(현 · 마루젠제약(주)) 입사.

모든 암에 효과가 높은
황기차의 항암 성분

항암 성분 Key Point _ 플라보노이드(아스틸빈)

 왜 암에 좋을까? **아스틸빈 성분이 모든 암에 억제 작용**

황기차는 옛날부터 승려들의 건강 차로서 사랑을 받았고 요즘에는 해열과 해갈, 진통, 위장 보호, 다이어트 차로 시중에서도 판매되고 있다.

미즈타니 부소장을 비롯한 연구팀은 실험을 통해 황기차의 추출물과 그 성분이 항산화 작용, 활성산소 소거 작용, 과산화지질 생성 억제 작용, 암 예방 작용 등을 한다는 사실을 알아냈다.

이 사실을 바탕으로 연구팀은 황기의 발암 촉진 억제 작용을 조사하기 위해 피부암, 폐암, 간암의 발암 억제 실험을 실시하였다. 그 결과 황기차에 함유된 플라보노이드

표 7-3 :: 황기차 성분의 폐암과 간암 형성 억제 작용

처리(총 15마리)		종양 형성률(%)	총 종양수(개)	종양 억제율(%)
• 폐암 형성 억제실험	대조군	93.3	46	
	실험군 아스틸빈(0.2mg)	40.0	13	71.7
	황기차 추출물(1.1mg)	26.7	10	78.3
• 간암 형성 억제실험	대조군	86.7	34	
	실험군 황기차 추출물(0.2mg)	40.0	14	58.9

• 실험군에게는 일반 사료에 매일 1마리당 제시 분량의 성분을 추가한 것.
• 종양 억제율은 대조군의 총 종양수에 실험군의 종양수를 대비한 것.

배당체인 아스틸빈이 모든 암에 억제 작용을 한다는 사실을 알아냈다(표 7-3 참조).

폐암에서의 종양 억제율은 71.7퍼센트, 간암에서의 종양 억제율은 58.9퍼센트로 나타났으며, 피부암에서는 쥐 1마리당 평균 종양 개수도 황기차 성분을 투여하지 않은 대조군이 9.13개인 데 비해 처리군은 5.30개로 억제되었다.

그 외에도 꽃가루 자극으로 결막염, 비염, 천식 등이 일어나는 화분 알레르기나 아토피성 피부염의 예방에도 효과적이라는 사실이 밝혀졌다. 그리고 활성산소를 없애는 능력이 탁월하여 동맥경화 예방 효과도 높다고 한다.

🔆 이렇게 먹는 것이 point　일상적인 음료로써 애용하면 효과적

황기차는 중국에서 역사가 오래된 전통차이고, 플라보노이드가 주된 성분인데다가 지금까지 부작용에 대한 보고가 전혀 없으니 안심하고 마셔도 좋다. 또한 요즘처럼 콜레스테롤이나 중성지방을 많이 걱정하는 사람들은 일상생활에서 지속적으로 마시면 효과적이다. 또 비타민C와 함께 섭취하면 효과가 더욱 높아진다는 사실이 밝혀졌다.

차로 마시는 방법 외에도 찌개, 요리 등에 황기차를 넣으면 항산화력이 높아져 건강에 좋다고 한다. 게다가 플라보노이드의 은은한 단맛이 작용하여 음식의 잡냄새를 없애고 맛을 돋워준다.

따뜻하게 마시든 차게 마시든 효과는 마찬가지이며, 다른 식품과 함께 섭취해도 효과가 떨어지지 않으므로 다양한 요리에 활용할 수 있다는 점이 큰 특징이다. 단, 철분제를 함께 복용하는 것은 피하는 것이 좋다고 연구자들은 조언한다.

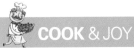
1인분
열량 : 30kcal
염분 : 미량

황기차 젤리

●● **재료(2인분)**

황기차 1컵 / 설탕 1+1/3큰술 / 젤라틴 가루 1작은술 / 물 1큰술

1 물에 젤라틴을 넣어 불려 놓는다.

2 사기 주전자에 황기차를 넣고 뜨거운 물을 부어 잠시 그대로 놔뒀다가 귀때그릇(물 식힘 그릇)에 따라, 한 컵을 준비한다.

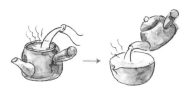

3 ②가 뜨거운 동안에 ①을 넣어 녹이고, 설탕도 첨가하여 녹인다.

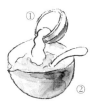
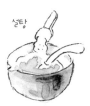

4 ③을 식혀 유리컵에 담아, 냉장고에서 굳힌다.

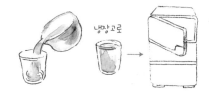

돼지고기 황기차 조림

●● **재료(4인분)**

돼지고기 500g / 황기차 티백 2개 /

식초, 설탕, 간장 적당량

●● **만드는 법**

1 냄비에 물을 붓고(돼지고기가 잠길 정도의 양), 황기차 티백 2개를 넣고 끓인다.

2 ①이 끓으면 돼지고기를 넣고 30분가량 조린다.

3 냄비의 불을 끄고 조미료를 기호에 맞춰 적당량 넣고, 1시간 정도 그대로 담가둔다.

4 적당한 두께로 잘라 보기 좋게 담아낸다.

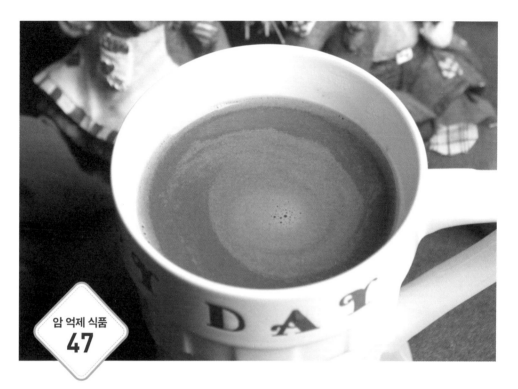

암 억제 식품
47

녹차만큼 뛰어난 항산화 작용과 항변이원성 효과

코코아

최근 다양한 효용으로 주목받고 있는 폴리페놀류. 코코아에는 이 폴리페놀류 성분이 녹차
와 비슷한 정도 또는 그 이상으로 들어있다. 코코아의 폴리페놀 성분인 '카카오폴리페
놀'에 암 억제 효과가 있다는 사실이 최근 연구에서 밝혀졌다.

연구자 _ 야마기시 메구미

메이지제과(주) 헬스바이오연구소 영양 · 기능센터 연구원 관리영양사. 1990년 쇼와여자대학 가정학부 생활과학과 졸
업. 1992년 동 대학원 가정학연구과 석사과정 수료. 1992년 메이지제과(주) 생물과학연구소 입사. 1997년 동사 영양
기능개발연구소. 1999년 국립의약품식품위생연구소 · 병리부 연구생.

강력한 발암물질도 이겨내는 코코아의 성분

항암 성분 Key Point _ 카카오폴리페놀

 왜 암에 좋을까? _ **카카오폴리페놀의 발암 억제 작용**

코코아에는 녹차와 마찬가지로 폴리페놀류가 풍부하게 함유되어 있는데(표 7-4 참조), 이를 통칭하여 '카카오폴리페놀' 이라고 부른다.

카카오폴리페놀은 체내에서 활성산소 따위의 해로운 산화물을 제거하는 기능(항산화성)과, 세포의 DNA 또는 염색체에 일어나는 돌연변이를 막는 기능(항변이원성)을 한다.

야마기시 씨와 연구팀은 실험을 통해 카카오폴리페놀이 유방암의 발생률을 낮춘다는 사실을 확인하였다. 또 쥐의 췌장의 DNA에 손상을 입히는 PhIP라는 발암

> **주요 영양소**
> (날것·먹을 수 있는 부위 100g당)
>
> ● 퓨어코코아의 경우
> 칼륨 2800mg
> 칼슘 140mg

표 7-4 :: **식품별 폴리페놀 함유량**

식품명	함유량(%)	식품명	함유량(%)
차(침출액)	0.15~0.25	커피(침출액)	0.04~0.08
차(캔음료)	0.06~0.08	커피(캔음료)	0.10~0.22
홍차(침출액)	0.08~0.12	코코아	0.15~0.55
홍차(캔음료)	0.05~0.08	초콜릿	0.60~2.50
레드와인	0.10~0.30		

물질과의 실험에서는 카카오폴리페놀을 준 그룹에서 전암으로의 변화가 효과적(통계적으로 유효)으로 억제됐다고 밝혔다.

또 쥐의 각 장기의 발암에 대한 실험에서 그림 7-11과 같은 결과를 얻었다. 최종적인 생존율은 대조군에 비해 카카오폴리페놀을 준 그룹이 30퍼센트나 높게 나타났다.

연구팀은 앞의 실험에 사용된 쥐의 각 장기에 대한 병리학적 검사도 실시했는데, 주요 장기 가운데 폐의 조직에서 가장 분명한 검사결과를 얻을 수 있었다.

표 7-5에 나타나 있듯이 모든 그룹에서 대부분의 쥐가 과형성을 보이고 있고, 약 절반이 양성 종양(선종)을 일으켰지만, 선암의 발생률에 있어서는 대조군과 0.25퍼센트를

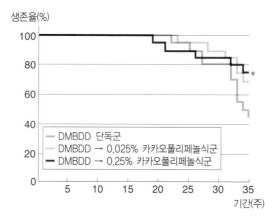

그림 7-11 :: 여러 장기의 발암 실험에서의 쥐의 생존율

*유의미한 차이(DMBDD 단독군 대 0.25% 카카오폴리페놀식군) : p<0.05

• 다섯 가지의 발암성 화학물질을 투여한 결과, 무처치의 DMBDD 단독군에서는 생존율이 낮았고, 최종적으로 45%가 되었다. DMBDD 투여 후, 0.25%의 카카오폴리페놀을 준 그룹에서는 생존율이 75%로, DMBDD 단독군에 비해 확연하게 높았다.

• DMBDD : 다섯 가지 발암성 화학물질의 머릿글자를 따서 명명한 것. 이들은 주로 간·신장·방광·폐·갑상선의 암을 일으키며, 다른 부위에도 작용하는 강력한 발암물질이다.

표 7-5 :: 폐의 증식성 및 종양성 병변의 발생빈도(%)

실험군	과형성	선종	선암
DMBDD군	100	52.6	26.3
DMBDD→0.025% 카카오폴리페놀식	94.7	42.1	10.5
DMBDD→0.25% 카카오폴리페놀식	94.7	47.4	0

■ 폐암 발생 과정

· 과형성=세포 그 자체는 아직 암화가 진행되고 있지 않지만, 세포가 비정상적으로 증식하고 있는 상태(증식성 병변).

· 선종=종양이지만, 아직은 악성이 아니고 양성인 상태(종양성 병변).

· 선암=종양이 악성화된 상태(종양성 병변).

코코아의 유효 작용

● LDL콜레스테롤의 산화를 방지하고, 동맥경화의 억제를 돕는다.

● 당뇨병의 합병증 중 하나인 당뇨병성 백내장 증상이 나타나는 것을 늦춘다.

● 위 점막이 쉽게 손상되지 않도록 돕는다.

준 그룹 사이에서 확연한 차이가 나타났다. 대조군(19마리)에서는 26퍼센트에 해당하는 5마리가 선암을 일으켰는데, 카카오폴리페놀을 0.25퍼센트 준 그룹에서는 선암이 발생하지 않았다.

카카오폴리페놀이 발암 억제 효과를 발휘하는 메커니즘에 대해서는 아직 자세히 밝혀지지 않았지만, 카카오폴리페놀의 항산화 작용이 관련되어 있을 가능성이 크다고 연구팀은 추측하고 있다.

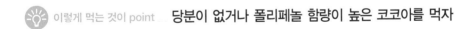 이렇게 먹는 것이 point **당분이 없거나 폴리페놀 함량이 높은 코코아를 먹자**

코코아는 '설탕이 많이 들어간 단 음료'라는 이미지가 강하지만, 시중에서 판매되는 조정코코아(코코아파우더에 설탕과 우유를 첨가하여 조절한 것)에는 당분을 첨가하지 않은 것도 있다. 살찌는 것이 걱정된다면 이런 것을 활용하면 된다. 또 최근에는 카카오폴

표 7-6 :: 코코아 · 초콜릿의 영양 성분(100g 기준)

성분(단위)	코코아	초콜릿
열량(kcal)	385.6	542.0
단백질(g)	19.4	7.8
탄수화물(g)	23.9	5.3
지방(g)	23.6	33.0
식이섬유(g)	25.4	32.6
회분(g)	7.7	2.3
칼슘(mg)	105.2	159.0
마그네슘(mg)	493.0	80.2
폴리페놀(mg)	5400.0	810.0
카페인(mg)	89.5	18.0

리페놀을 많이 함유한 카카오 원두로 만든 고高폴리페놀코코아도 시판되고 있다.

퓨어코코아(설탕이나 우유 등이 들어가지 않은 순수한 것)는 단순히 음료로 마시는 데서 그치는 것이 아니라, 빵이나 과자 등에도 폭넓게 이용할 수 있다.

카카오 원두로 만들어지는 초콜릿에도 카카오폴리페놀이 함유되어 있는데, 최근에는 고폴리페놀 초콜릿도 시판되고 있다고 한다.

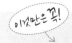

초콜릿과 코코아의 차이

카카오 원두를 발효시키고 열을 가해 풀처럼 개어 반죽한 것에, 카카오의 지방분인 카카오 버터와 설탕을 넣어 모양을 만들면 초콜릿이 되고, 카카오 버터를 제거하고 정제해서 분말로 만들면 코코아가 된다.

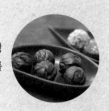

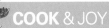

1인분
열량 : 309kcal
염분 : 0.5g

코코아 팬케이크

●● **재료(2인분)**

밀가루 80g / 베이킹파우더 1작은술 / 코코아 2작은술 / 버터 1큰술 / 달걀 큰 것 1/2개 / 우유 1/2컵 / 설탕 1큰술 /
샐러드유 1/2작은술 / 벌꿀 1큰술

1 밀가루, 베이킹파우더, 코코아는 함께 체에
친다.

2 움푹 패인 그릇에 버터를 넣고 살살 개어
설탕과 달걀을 넣고 잘 섞는다. 우유도 넣
어 섞은 다음, ①을 다시 체에 쳐서 넣고,
나무주걱으로 골고루 잘 섞는다.

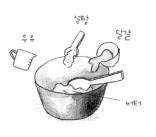

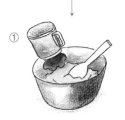

3 프라이팬을 달궈 기름이 돌면 페이퍼타월
로 여분의 기름을 닦아내고, 약한 불로 줄
여서 ②의 1/4의 양을 붓는다. 표면이 익으
면 뒤집어서 굽는다. 나머지도 똑같은 방법
으로 굽는다.

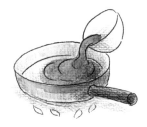

4 그릇에 ③을 담아 벌꿀을 뿌린다.

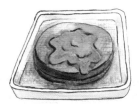

식이섬유식이
대장암을 예방하지는 않는다?

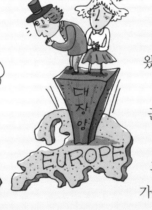

매스컴에서 자주 보도되어 왔던 '식이섬유가 대장암을 예방한다'라는 '상식'이 최근 들어 뒤집혀지고 있다.

식이섬유는 '사람의 소화 효소로 소화되지 않는 식품 가운데 소화가 어려운 성분의 총체'라고 정의할 수 있다. 예전에는 '소화되지 않으니까 아무런 기능도 하지 못한다'라고 경시되어 왔었다.

그러나 1971년 아프리카 주재 영국인 의사 바키트가 '유럽인들에게 늘고 있는 대장암이 아프리카 원주민에게서는 거의 발견되지 않는다. 이는 아프리카 원주민이 식이섬유를 많이 섭취하고 있기 때문'이라는 가설을 발표한 것을 계기로 주목을 끌기 시작했다. 그렇게 해서 연구가 진행되었고, 현재 식이섬유는 '제6의 영양소'로 인정받고 있다.

그 후 바키트의 가설에 대해 많은 연구자들이 검증을 시도하였다. 그리고 2000년 무렵부터 "대장암의 전암 상태로 여겨지는 사람에게 식이섬유를 비교적 많이 섭취하게 한 그룹과 그렇지 않은 그룹을 비교하는 실험에서 재발 비율에 차이가 없었다."라고 하는 보고가 세계적으로 몇 차례 나왔다. 이는 연구자들에게 예상 외의 결과였다.

이처럼 최근 들어 식이섬유의 대장암 예방 효과를 부정하는 데이터가 나오기 시작하고 있다.

그러나 그것과는 별도로 식이섬유는 다음의 효과를 기대할 수 있다.

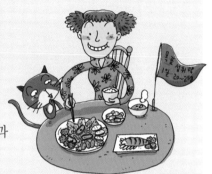

① 변의 분량을 늘려서 배설을 빨리 하게 만든다.

② 유해 물질을 흡착한다.

③ 혈압이나 콜레스테롤 수치를 낮춘다.

④ 유익한 역할을 하는 장내 세균을 늘린다.

다만 지나치게 많은 양을 섭취하는 것은 금물이다. 식이섬유는 물질을 흡착하는 작용이 있고, 또한 과잉 섭취는 설사의 원인이 되기도 하기 때문에 미네랄 같은 영양소를 배출시켜버릴 우려가 있다. 그리고 잘 소화되지 않기 때문에 위장에는 부담이 된다. 위장 수술을 받은 사람, 늘 약을 복용하는 사람은 식이섬유의 섭취 방법에 대해 의사와 상담하는 것이 좋다.

하지만 채소와 해조, 정제하지 않은 곡류 등을 별로 먹지 않는 사람은 의식적으로라도 섭취하도록 노력하는 것이 좋겠다.

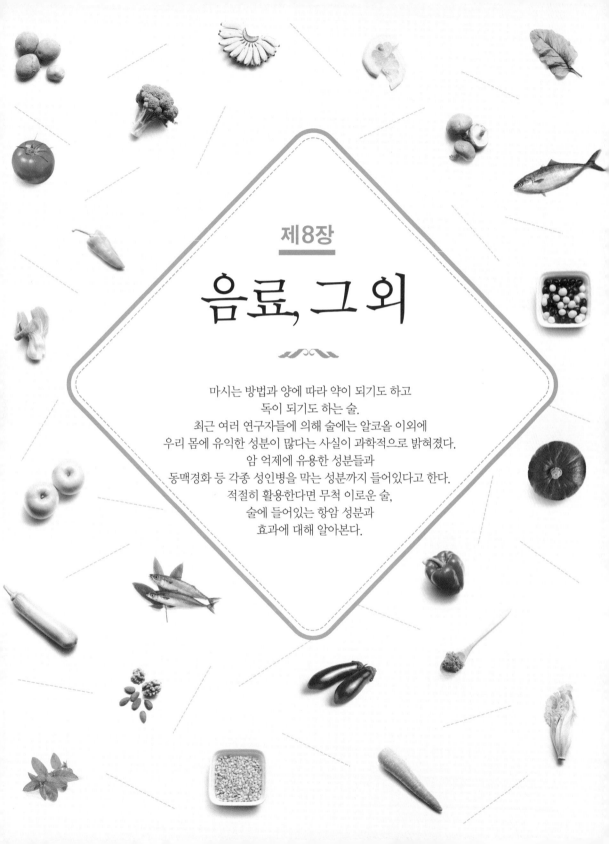

제8장

음료, 그 외

마시는 방법과 양에 따라 약이 되기도 하고
독이 되기도 하는 술.
최근 여러 연구자들에 의해 술에는 알코올 이외에
우리 몸에 유익한 성분이 많다는 사실이 과학적으로 밝혀졌다.
암 억제에 유용한 성분들과
동맥경화 등 각종 성인병을 막는 성분까지 들어있다고 한다.
적절히 활용한다면 무척 이로운 술,
술에 들어있는 항암 성분과
효과에 대해 알아본다.

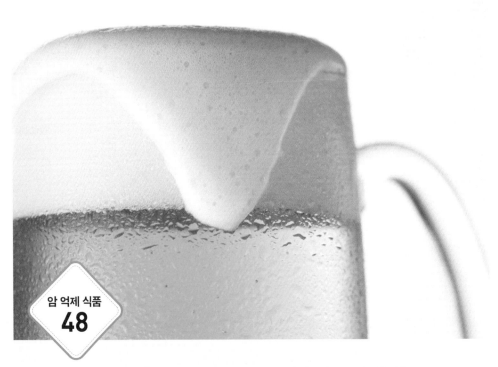

암 억제 식품
48

발암성 변이원의 기능을 약화시킨다, 그러나 하루 한 캔만!

맥주

목줄기를 타고 시원하게 넘어가는 상쾌함을 맛볼 수 있는 맥주. 이 맥주에도 암 억제 물질이 있다는 사실이 밝혀졌다. 수입품이든 국산이든 종류에 따른 기능의 차이는 없다고 한다. 다만 한 번 마실 때의 적정량은 캔맥주 하나 정도라는 것을 꼭 명심하고, 과음은 삼가는 것이 좋겠다.

연구자 _ 아리모토 사카에

오카야마대학교 약학부 조교수. 1979년 오카야마대학교 의학부 약학과 졸업. 1989년 동 대학 약학부 조수, 약학박사. 1998년 영국 의학연구기구 독성학연구소 유학.

모든 맥주에는
항암 성분이 있다

항암 성분 Key Point _ 글리신베타인, 슈도우리진(핵산화합물의 일종)

 왜 암에 좋을까? __ **발암성 변이원의 기능을 약화시키는 맥주 함유 성분**

　맥주 효모균은 이미 오래 전부터 장을 깨끗하게 해주는 약제로 쓰여 왔다. 또한 인간의 발육과 생식에 필수불가결한 미네랄의 일종인 셀렌●을 맥주 효모의 형태로 섭취하는 것이 좋다는 사실도 잘 알려져 있다.

　이러한 상황을 감안하여 아리모토 씨와 연구팀은 맥주에 발암성 변이원물질에 대한 활성 억제 효과가 있는지를 조사하였다. 일본 맥주, 외국산 맥주, 생맥주, 가열살균 맥주(라거비어), 하프비어 등 8종류의 맥주를 대상으로 대표적인 발암성 변이원물질(MNNG)과 살모넬라균을 이용하여 실험한 것이다. 그 결과 이들 맥주에는 확실히 발암성 물질의 기능을 약화시키는 항변이원성이 있음을 찾아냈다(그림 8-1 참조).

　아리모토 씨는 한 걸음 더 나아가 맥주의 어떤 성분이 항변이원성의 기능을 하는지 조사했다. 우선 맥주에 함유된 페놀류를 조사하였더니 약한 항변이원성이 나타났다. 그러나 그것은 맥주 자체의 항변이원성과 비교하면 1000분의 1 정도의 수준밖에 되지 않았다.

● 셀렌 : 인간을 포함한 모든 동물의 발육과 생식에서 **빼놓을 수 없는** 미네랄 가운데 필수원소의 하나. 활성산소의 폐해로부터 몸을 지키는 기능을 하는 것으로 밝혀지고 있다. 다만 셀렌 섭취를 위해 영양제 등을 과잉 복용하면 간경변이나 빈혈, 복통, 호흡기장애 등을 일으킬 수 있다.

그래서 보다 강력한 항변이원성물질이 맥주 안에 존재하고 있을 것이라는 가설을 세우고 연구를 진행시킨 결과, 글리신베타인과 슈도우리진이라는 항변이원물질을 추출해 내는 데 성공하였다. 그렇지만 이 물질들이 발암성변이원의 기능을 약화시키는 것은 확실하지만, 맥주가 가진 세포를 비정상적으로 변형시키는 활성억제 작용에 대한 원인의 전부는 아니라고 추정되고 있다. 연구팀은 다른 항변이원을 찾아내고, 동물에서의 발암 억제실험과 임상 실험을 통해 맥주의 항암 효과를 밝히고자 노력하고 있다.

💡 이렇게 먹는 것이 point **비타민C 식품과 함께 하루 한 캔을**

맥주에는 다양한 종류가 있는데, 이에 따른 암 억제 효과의 차이는 없다고 한다. 맥주의 유효 성분에 대해 더욱 연구할 필요는 있지만, 지금의 시점에서는 어떤 맥주를 마시든 효과는 비슷한 것으로 보고 있다.

또 글리신베타인과 슈도우리진은 약간의 가열로 파괴되는 것이 아니기 때문에, 음료 이외의 요리에 사용해도 좋다. 단, 맥주에는 알코올이 들어있고 당분도 함유되어 있으므로 너무 많이 마시는 것은 좋지 않겠다. 하루에 350밀리리터 캔맥주 하나 정도가 좋다. 그때 비타민C가 들어있는 안주를 함께 섭취하면 암 억제에 더 효과적이라고 한다.

그림 8-1 ⠿ 맥주에 의한 돌연변이의 억제

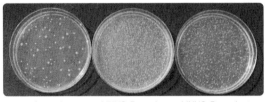

왼쪽 : 자연 변이에 의한 살모넬라균 집단(흰 점 모양).

가운데 : 발암물질 MNNG에 의해 다수의 살모넬라균이 돌연변이하여 집단을 만들고 있다.

오른쪽 : 맥주를 첨가함에 따라 MNNG에 의한 돌연변이가 억제되어 집단이 감소하고 있다.

Control   MNNG 5 nmole   MNNG 5 nmole +
                                        beer 0.05 ml

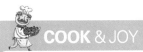
1인분
열량 : 76kcal
염분 : 0.3g

레드아이

● ● 재료(2인분)
맥주 작은 캔 1개 / 토마토 주스 1/2컵 / 레몬즙 2작은술

1 유리잔에 토마토 주스, 레몬즙을 넣고 맥주를 붓는다

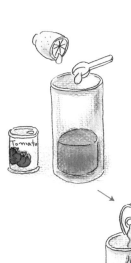

그 외의 맥주를 이용한 칵테일

• **에그 비어**

유리잔에 달걀 노른자 1개와 설탕을 넣고 잘 섞은 다음, 얼음 몇 개를 넣고 맥주를 붓는다(흑맥주도 좋다).

• **진저 비어**

생강 한 조각을 강판에 갈아 즙을 짜서 유리잔에 담고 맥주를 붓는다.

• **샌디게프**

사이다와 생맥주를 1 대 1 비율로 섞는다. 병맥주를 사용해도 되지만 맛은 생맥주가 훨씬 낫다. 사이다 대신 세븐업이나 스프라이트를 사용해도 된다.

• **민트 비어**

생맥주와 페퍼민트를 5 대 1로 섞는다. 페퍼민트를 너무 많이 넣으면 맛과 향이 강해지므로 주의할 것. 생맥주의 쌉쌀한 맛과 묘하게 어울리는 박하향이 일품이다.

• **레몬 소다 비어**

생맥주와 소다수를 3 대 1 비율로 섞고, 레몬주스를 조금 넣거나, 레몬을 띄운다. 소다와 레몬이 들어가 톡 쏘는 맛과 상큼한 향이 좋다.

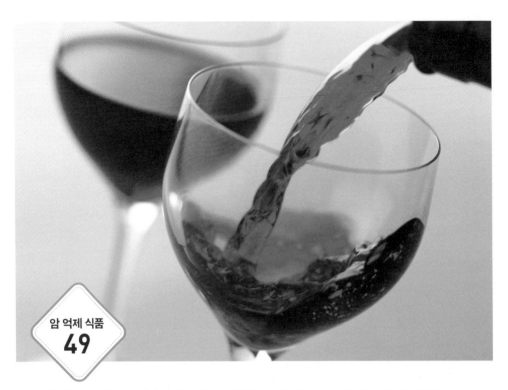

프렌치 패러독스의 열쇠, 항암 성분은 화이트 와인의 10배 함유

레드 와인

프랑스인은 동물성 지방의 섭취량이 많고 흡연율이 높은데도 불구하고 심장 질환에 의한 사망률이 낮다고 한다. 이 '프렌치 패러독스'를 푸는 열쇠가 바로 레드 와인이라는 사실은 유명하다. 최근 레드 와인 속의 폴리페놀 함유량과 활성산소 리디컬 소거 기능이 밝혀지면서 프렌치 패러독스의 비밀이 풀렸다고 한다.

연구자 _ 사토 미츠카츠   전문 분야 :발효, 육종, 포도재배, 조리과학,주류의 기능성 연구

신에너지 산업기술종합개발기구 알코올사업본부 개발센터. 1971년 도호쿠대학교 농예화학과 졸업. 1971년 메르샹 입사. 도쿄대학, 미국 캘리포니아대학 데이비스캠퍼스 연구원을 거쳐 1999년부터 주류연구소 소장. 농학박사.

매일 2~3잔의 레드 와인은 암과 각종 질병을 예방

항암 성분 Key Point _ 안토시아닌, 레스버레트롤

 왜 암에 좋을까? _ **껍질과 씨까지 통째로 발효시킨 레드 와인이 으뜸**

포도에는 떫은맛의 근원인 탄닌과 카테킨, 붉은 자주색의 색소 성분인 안토시아닌, 항곰팡이 활성에 뛰어난 레스버레트롤 등 풍부한 폴리페놀이 함유되어 있다. 이들 성분은 과일의 섬유소나 과즙 부분에는 적지만 껍질과 씨에는 많이 함유되어 있어, 껍질과 씨를 통째로 발효시키는 레드 와인이 특히 많은 폴리페놀을 함유하고 있는 것이

그림 8-2 ⣿ 포도의 폴리페놀 함유 비율

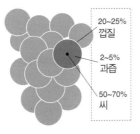

20~25%
껍질 — 안토시아닌류, 플라보노이드, 레스버레트롤(약 1% 정도)

2~5%
과즙 — 카프타릭산, 크타릭산, 갈릭산 등

50~70%
씨 — 카테킨류, 켈세틴, 프로시아니딘, 탄닌

포도에 함유된 폴리페놀의 양은 품종, 재배장소, 그 해의 기후 등에 크게 영향을 받는다. 폴리페놀은 그림에 나타난 대로 씨앗, 껍질에 많고 과실의 섬유나 과즙 부분에는 별로 없다. 레드 와인은 포도의 과즙, 껍질, 씨앗 모두를 사용해서 알코올 발효를 하기 때문에, 껍질이나 씨앗에서 다양한 성분이 추출되어 다량의 폴리페놀을 함유하게 되는 것이다.

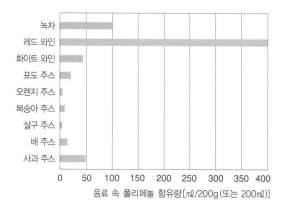

그림 8-3 :: **각종 음료에 함유되어 있는 총 폴리페놀류의 양**

음료 속 폴리페놀 함유량[㎖/200g(또는 200㎖)]

레드 와인은 화이트 와인의 10배 가까이나 되며, 폴레페놀이 많다고 알려져 있는 녹차보다도 4배나 많다.
※단, 레드 와인과 녹차는 사토 씨 연구팀의 측정치

다(그림 8-2 참조).

　사토 씨가 측정한 데이터에 따르면 레드 와인의 폴리페놀 함유량은 화이트 와인의 10배 가까이 된다고 합니다(그림 8-3 참조). 사토 씨와 연구팀은 이 사실에 주목하고, 라디컬 소거 기능과의 상관관계를 조사했다.

　43종류의 와인을 조사한 결과, 폴리페놀이 많이 함유되어 있는 와인일수록 활성산소 라디컬 소거 기능이 높다는 사실을 알 수 있었다. 너욱이 같은 품종임에도 생산연도가 다르면 오래된 쪽이 확실히 활성도가 높았다.

　그리고 폴리페놀의 어떤 성분이 그 작용을 강하게 나타내는지를 조사하는 실험을 실시했는데, 안토시아닌 중합체(고분자, 거대분자)가 활성산소 라디컬 소거 기능을 대표하고 있음을 알 수 있었다. 이 안토시아닌 중합체는 와인이 숙성되는 과정에서 생성되는데, 숙성이 될수록 그 함량도 증가하여 항산화 활성이 높은 중합체가 된다. 다시 말해 레드 와인은 덜 익은 것보다 숙성된 쪽이 항산화 능력도 높다.

암 억제 효과 물질로 주목을 끌고 있는 레스버레트롤

레드 와인이 암 억제에 효과가 있는 것은 안토시아닌 덕분만은 아니다. 레드 와인에는 항산화 작용이 탁월한 플라보노이드 외에도 레스버레트롤이라는 물질이 함유되어 있다.

레스버레트롤이란 포도가 곰팡이에 오염되었을 때 자신을 지키기 위해 만들어내는 물질로, 항곰팡이 활성이 뛰어난 폴리페놀의 일종이다. 포도에서 레스버레트롤이 가장 많은 부분은 잎이고, 다음으로는 껍질이다. 씨앗에도 존재하지만, 과실의 섬유소 부분에는 거의 없다.

이 레스버레트롤의 존재는 1992년에 처음으로 세상에 알려졌고, 1997년에는 미국 일리노이대학의 연구팀이 쥐의 실험을 통해 피부암을 최대 98퍼센트까지 억제한다는 놀라운 보고를 내놓았다. 더군다나 그 작용이 암 발생의 3단계 모두에서 유효하다는 것이 증명됐다. 또한 최근에는 피토에스트로겐(phytoestrogen, 식물성 에스트로겐)으로서의 작용도 밝혀져, 유방암이나 전립선암에 유효하다는 보고도 속속 나오고 있다.

레스버레트롤, 화이트 와인보다 레드 와인에 10배 함유

레스버레트롤에는 같은 분자식을 가지면서도 다른 화학적 성질을 나타내는 화합물인 이성체(트랜스–레스버레트롤, 시스–레스버레트롤)●가 존재하고 있다. 게다가 배당체●인 파이시드(트랜스–파이시드, 시스–파이시드)라는 물질도 존재한다. 레스버레트롤의 항암

● 이성체異性體 : 분자량이나 분자식이 같아도 입체구조가 다른 것을 말한다. 트랜스–레스버레트롤은 빛을 쪼이면 시스–레스버레트롤로 입체구조가 변화한다.
● 배당체配糖體 : 기본적인 구조에 당분이 부가된 것. 장내 세균 등의 작용으로 당분이 떨어져나가는 형태로 변화한다.

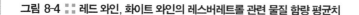

그림 8-4 :: 레드 와인, 화이트 와인의 레스버레트롤 관련 물질 함량 평균치

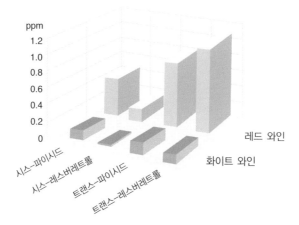

일본에서 재배된 포도로 만들어진 와인에 존재하는 레스버레트롤 관련 물질 각각의 평균치를 조사하였다. 암 억제 효과가 있는 레스버레트롤의 양은 레드 와인의 경우 화이트 와인의 10배에 달한다는 것을 알 수 있었다.

작용은 트랜스−레스버레트롤이 주된 물질이라는 게 이미 밝혀졌으나, 배당체인 트랜스−파이시드에도 콜레스테롤의 산화 억제 효과와 혈소판 응집 억제 효과가 있다는 사실이 보고되고 있다.

레스버레트롤의 양과 배당체의 양은 레드 와인이냐 화이트 와인이냐에 따라 다르고, 또한 와인의 품종에 따라서도 다르다.

실험 결과 레드 와인에 함유된 레스버레트롤은 1.04피피엠으로 화이트 와인의 0.12피피엠을 크게 웃돌았다. 또한 이성체와 배당체의 양도 큰 차이를 보였다(그림 8-4 참조). 아울러 와인의 품종별로 조사한 결과에서는 프랑스 부르고뉴산 삐노 느와가 2.25피피엠으로 가장 많았고, 레드 와인 한 병(750밀리리터)에 레스버레트롤류가 15밀리그램이나 함유되어 있다는 것도 밝혀졌다.

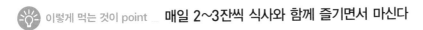 이렇게 먹는 것이 point _ **매일 2~3잔씩 식사와 함께 즐기면서 마신다**

레드 와인의 적당량은 하루에 100~300밀리리터로 유리잔 1~3잔이고, 최대 5잔 정도까지는 해가 없다고 한다. 그리고 공복에 마시면 알코올의 혈중 농도가 높아지지만, 식사를 하면서 마시면 위에서의 알코올 흡수가 약 절반으로 억제된다. 덧붙여 레드 와인에 함유된 폴리페놀의 항산화 능력은 비교적 단시간에 나타나기 때문에 치즈나 육류 같은 동물성 지방과 함께 섭취하면 활성산소를 억제하는 효과를 볼 수 있다. 지방분이 많은 식사와 와인을 함께 섭취하면 폴리페놀이 기름기를 감싸서 흡수를 억제하는 작용도 한다.

알코올에 약한 사람은 레드 와인을 요리에 사용해 폴리페놀을 섭취할 수 있다. 암억제에 효과가 있는 안토시아닌은 가열을 해도 활성이 변하지 않는다. 레스버레트롤은 가열을 하면 60퍼센트 정도로 줄어들지만, 절반 이상은 남는다고 한다.

폴리페놀의 효과가 높은 와인을 선택하는 방법은 맛으로 고른다면 떫은맛이 느껴지면서 산뜻한 것이 좋고, 같은 품종인 경우는 적당히 오래된 쪽이 활성이 높다.

혈소판 응집 억제 작용

혈소판은 상처를 입었을 때 응집해서 출혈을 멈추게 하는 기능을 갖고 있는 혈액 속의 성분이다. 이 혈소판의 작용이 불필요하게 일어나면, 혈액이 엉겨 굳어져서 동맥을 막는 혈전증을 일으킨다. 혈전이 뇌나 심장의 동맥에 생기면 뇌경색이나 심근경색 같은 병의 원인이 되기도 한다. 레드 와인의 폴리페놀은 혈관 속에서 혈액이 굳는 것을 막아주기 때문에 혈전을 방지하는 기능이 있다.

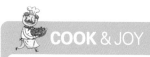
레드 와인 사과찜

1인분
열량 : 147kcal
염분 : 미량

●● **재료(2인분)**

사과 1개 / A(물 적당량, 설탕 3큰술, 레몬 슬라이스 2~3조각, 레드 와인 4큰술) / 생크림 1+1/3큰술 / 설탕 2/3작은술

1 사과는 4등분으로 잘라 껍질을 벗긴다.

3 생크림은 설탕을 넣어 가볍게 거품을 낸다.

4 그릇에 ②를 담아 ③을 끼얹는다.

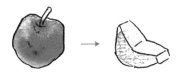

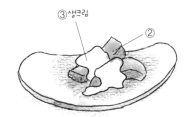

2 냄비에 ①, A를 넣고 데우다가 끓으면 불을 줄여서 14~15분간 더 끓인다. 그런 다음 불을 끄고 그대로 식힌다.

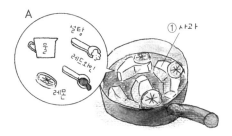

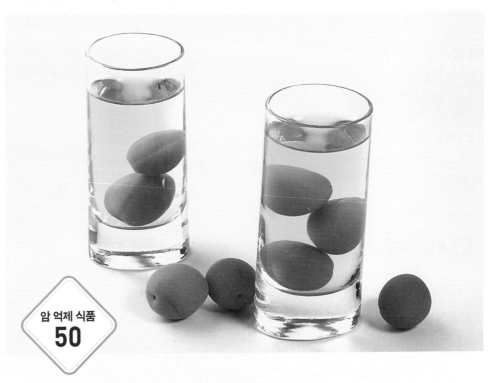

하루 반 컵씩 매일 마시면 효과적이다

매실주

예로부터 약주로 친근하게 사용해 온 매실주. 여기에 항산화 물질이 함유되어 있다는 사실에 주목하여 암 억제 작용의 기준이 되는 항변이원성을 실험을 통해 확인했다. 매실의 약효를 알고 이용했던 옛 선조들의 지혜는 암 억제에도 활용되고 있다.

연구자 _ 요스즈미 하지메
긴키대학교 농학부 교수. 오사카시립대학교 이학부 졸업. 산토리 기초연구소장 등을 거침. 이학박사.

연구자 _ 시라사카 노리후미
긴키대학교 농학부 강사. 교토대학교 대학원 농학연구과 수료. 긴키대학교 농학부 조수를 거침. 농학박사.

매실 성분이
암을 다스린다

 왜 암에 좋을까? **항산화 작용과 항변이원성 작용이 암 억제 효과**

매화는 예로부터 그 열매가 만병에 잘 듣는다 하여 귀하게 여겨졌다. 일본에서는 햇빛에 말린 매실장아찌가 서민들의 친근한 약으로 쓰였는데, 특히 식중독을 막는 건강식품으로 많이 이용되었다. 19세기 후반에 들어와서 소주를 제조하는 기술이 널리 퍼지면서 매실주가 탄생하여 지금까지 건강주로서 폭넓은 사랑을 받고 있다.

요시즈미 교수 연구팀은 매실주에 함유된 항산화 작용 성분만을 추출한 후, 그 화학구조를 해석하기 위한 연구를 진행해 왔다. 그 과정에서 리그난(식물성 에스트로젠)류의 일종인 리오니레시놀이라는 물질이 존재한다는 사실을 알게 되었다. 더욱이 이 리오니레시놀에는 비타민C · E라든가 베타카로틴처럼 항산화 작용이 있다는 것이 밝혀져, 암 억제의 지표가 되는 항변이원성이 있다는 사실도 확인할 수 있었다.

우선 그림 8-5는 리오니레시놀이 어느 정도의 항산화 삭용을 하는지를 조사한 데이터다. 일정한 시간 동안 리놀레산과 알파토코페롤(비타민E)의 산화를 억제하는 힘을 비교했다. 그 결과, 항산화 물질 무첨가의 경우와 비교해 모두 효과적으로 리놀레산의 산화를 억제했다.

추가 실험으로 매실주에 함유되어 있는 정도의 리오니레시놀에서도 프리라디컬과 활성산소 같은 세포의 노화나 암화에 관계된 물질의 잔존율이 크게 줄어드는 것도 확

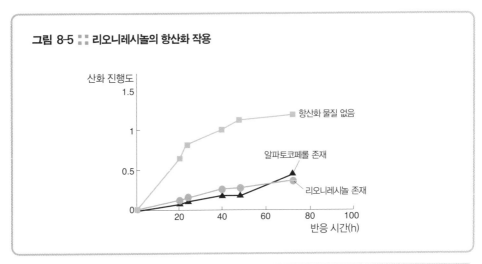

그림 8-5 ⠿ 리오니레시놀의 항산화 작용

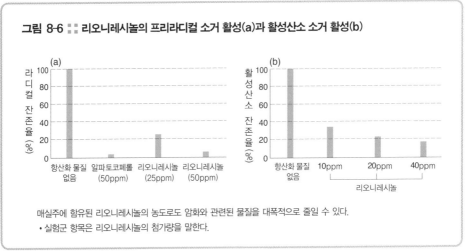

그림 8-6 ⠿ 리오니레시놀의 프리라디컬 소거 활성(a)과 활성산소 소거 활성(b)

매실주에 함유된 리오니레시놀의 농도로도 암화와 관련된 물질을 대폭적으로 줄일 수 있다.
• 실험군 항목은 리오니레시놀의 첨가량을 말한다.

인할 수 있었다(그림 8-6 참조).

　항변이원성● 작용을 알아보는 실험에서도 그림 8-7에 나타난 것처럼 분명한 항변
이원성 작용을 확인할 수 있었다.

● 항변이원성 : '변이원'이란 돌연변이를 일으키는 것이라는 뜻. 암세포는 정상세포의 돌연변이라고도 말할 수 있으므
　로, 변이원성에 대항하는 항변이원성이 암 억제 작용의 기준이 된다.

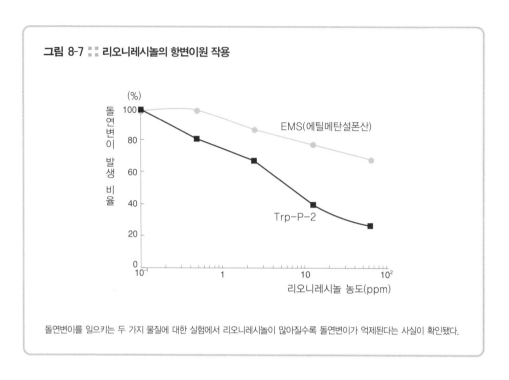

그림 8-7 :: 리오니레시놀의 항변이원 작용

돌연변이를 일으키는 두 가지 물질에 대한 실험에서 리오니레시놀이 많아질수록 돌연변이가 억제된다는 사실이 확인됐다.

또한 매실주에는 알코올과 당분에 의해 매실의 껍질과 씨앗에 함유되어 있는 성분이 효율적으로 추출되어 리오니레시놀 이외에도 플라보노이드류라든가 폴리페놀류 같은 항산화 작용을 하는 성분이 함유되어 있는 것으로 보여지고 있다. 때문에 여러 가지 성분이 복합적인 작용을 일으켜 예상되는 암 억제 작용보다 더 강한 기능이 숨겨져 있을지도 모른다.

💡 이렇게 먹는 것이 point　　**컵으로 절반 남짓의 매실주를 매일 마시면 효과적**

매실주의 알코올 농도는 보통 15퍼센트 정도이므로 하루의 적당량은 100밀리리터 정도다. 매일 꾸준히 마시면 암을 억제하는 효과가 있다. 단, 알코올에 약한 사람들은 한 번에 너무 많은 양을 마시지 않도록 주의해야 한다.

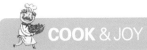

1인분
열량 : 105kcal
염분 : 0g

매실주 양갱

● ● **재료(2인분)**
매실주 4큰술 / 우뭇가루 1작은술 / 물 3/5컵 / 설탕 3큰술 / 레몬즙 1작은술

1 물에 우뭇가루를 넣고 끓이면서 녹인다. 설탕을 첨가한 후 녹여서 체에 거른다.

2 ①의 찌꺼기를 버리고, 매실주와 레몬즙을 첨가하여 모양을 만드는 틀에 부어서 식힌다.

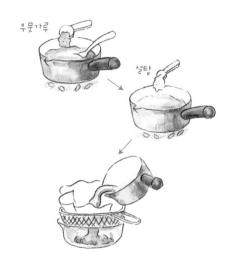

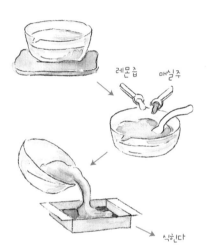

매실주 담그는 법

● ● **재료(2인분)** 청매(익기 직전의 것으로 흠집이 없는 것), 얼음사탕(기호에 맞춰), 소주

● ● **만드는 법**

1 매실은 잘 씻어서 물을 따라낸 후, 행주로 일일이 닦아 물기를 없앤다. 열매의 꼭지는 대꼬챙이로 제거한다.

2 ①을 주둥이가 넓은 그릇에 담아 얼음사탕을 넣고, 3배 가량의 소주를 부은 다음 뚜껑을 덮는다.

3 그늘지고 서늘한 곳에 저장하여 숙성시킨다. 한 달이 지나면 마실 수 있지만, 가장 적절한 시기는 6개월이 지나고부터다.

옮긴이_ **최현숙**

인하대학교 일어일본학과를 졸업하고, 일본 게이오대학교 일본문화 과정을 거쳐 일본외국어전문학교 일한통역번역과를 졸업했다. 현재 전문번역가로 활동 중이다. 옮긴 책으로는 『아침형인간』, 『혈액형건강법』, 『아이의 행복에 필요한 것, 필요하지 않은 것』 등 다수가 있다.

암을 억제하는
항암식품의 비밀 50

개정2판 1쇄 인쇄 | 2024년 10월 15일
개정2판 1쇄 발행 | 2024년 10월 22일

편저자 | 니시노 호요쿠
옮긴이 | 최현숙
펴낸이 | 강효림

편집 | 이용주, 김영회
디자인 | 채지연
일러스트 | 원혜진, 이혜숙

종이 | 한서지업(주)
인쇄 | 한영문화사

펴낸곳 | 도서출판 전나무숲 檜林
출판등록 | 1994년 7월 15일·제10-1008호
주소 | 10544 경기도 고양시 덕양구 으뜸로 130
위프라임트윈타워 810호
전화 | 02-322-7128
팩스 | 02-325-0944
홈페이지 | www.firforest.co.kr
이메일 | forest@firforest.co.kr

ISBN | 979-11-93226-53-7 (13510)

전나무숲 건강편지를
매일 아침, e-mail로 만나세요!

전나무숲 건강편지는 매일 아침 유익한 건강 정보를 담아 회원들의 이메일로
배달됩니다. 매일 아침 30초 투자로 하루의 건강 비타민을 톡톡히 챙기세요.
도서출판 전나무숲의 네이버 블로그에는 전나무숲 건강편지 전편이 차곡차곡
정리되어 있어 언제든 필요한 내용을 찾아볼 수 있습니다.

http://blog.naver.com/firforest

'전나무숲 건강편지'를 메일로 받는 방법
forest@firforest.co.kr로 이름과 이메일 주소를 보내주시거나
왼쪽의 **QR코드 링크**로 신청해주세요.
다음 날부터 매일 아침 건강편지가 배달됩니다.

유익한 건강 정보,
이젠 쉽고 재미있게 읽으세요!

도서출판 전나무숲의 티스토리에서는 스토리텔링 방식으로 건강 정보를
제공합니다. 누구나 쉽고 재미있게 읽을 수 있도록 구성해, 읽다 보면 자연스럽게
소중한 건강 정보를 얻을 수 있습니다.

http://firforest.tistory.com

📱 **스마트폰으로 전나무숲을 만나는 방법**

네이버 블로그   다음 블로그